Ritu Sharma
Sonesh Sharma
Monesh Sharma

Impressão 3D em Medicina Dentária

Ritu Sharma
Sonesh Sharma
Monesh Sharma

Impressão 3D em Medicina Dentária

Explorar os horizontes intocados

ScienciaScripts

Imprint
Any brand names and product names mentioned in this book are subject to trademark, brand or patent protection and are trademarks or registered trademarks of their respective holders. The use of brand names, product names, common names, trade names, product descriptions etc. even without a particular marking in this work is in no way to be construed to mean that such names may be regarded as unrestricted in respect of trademark and brand protection legislation and could thus be used by anyone.

Cover image: www.ingimage.com

This book is a translation from the original published under ISBN 978-620-7-99799-2.

Publisher:
Sciencia Scripts
is a trademark of
Dodo Books Indian Ocean Ltd. and OmniScriptum S.R.L publishing group

120 High Road, East Finchley, London, N2 9ED, United Kingdom
Str. Armeneasca 28/1, office 1, Chisinau MD-2012, Republic of Moldova, Europe
Printed at: see last page
ISBN: 978-620-8-05975-0

ÍNDICE DE CONTEÚDOS

INTRODUÇÃO

A origem da medicina dentária, que é uma das mais antigas profissões médicas conhecidas, remonta a 5000 a.C., quando a cárie dentária era descrita como "vermes dos dentes". Ao longo dos anos e dos séculos, a medicina dentária evoluiu e desenvolveu-se, influenciando assim grandemente a saúde e o bem-estar pessoal dos pacientes, seja por razões estéticas ou funcionais. A medicina dentária foi introduzida por François Duret na década de 1970, não foi facilmente acolhida e demorou a integrar-se nas práticas actuais. A impressão 3D é um processo aditivo, também designado por prototipagem rápida, em que são adicionadas várias camadas finas de um determinado material para construir um objeto tridimensional. Em contraste, os processos tradicionais removem material para alcançar o mesmo objetivo.

Os dados descritivos necessários para a impressão têm de ser obtidos a partir de um ficheiro 3D, que pode ser criado utilizando um software de modelação 3D ou digitalizando um objeto já existente. Existe uma grande variedade de softwares disponíveis para o mesmo, dependendo do requisito de utilização, como por exemplo: individual ou industrial. Por exemplo, a maioria dos procedimentos cirúrgicos dentários requerem imagens 3D de feixe cónico para recolher dados e permitir a impressão da informação desejada. No entanto, as pequenas restaurações e a prótese removível requerem apenas uma digitalização 3D da boca para permitir a impressão dos modelos desejados, restaurações, etc.

Nos últimos anos, o desenvolvimento da impressão 3D para aplicações médicas e dentárias aumentou de forma notável. A motivação subjacente ao avanço da impressão 3D para medicina e medicina dentária surge da possibilidade de produtos individualizados, da poupança em produções de pequena escala, da facilidade de partilha e processamento de dados de imagens de doentes e da atualização educacional. Esta tendência reflecte-se no número crescente de publicações sobre este tema. Os números de publicações sobre impressão 3D em geral, em medicina e em medicina dentária em particular aumentaram nos últimos 10 anos, sendo que o número total de publicações sobre impressão 3D é mais elevado em medicina do que em medicina dentária. Olhando para as especialidades dentárias, torna-se evidente que a atenção dada à impressão 3D se centra principalmente nas aplicações em cirurgia oral e prótese dentária, seguidas da ortodontia, enquanto o número de publicações sobre aplicações em periodontia e endodontia é limitado. O fabrico aditivo está a ganhar rapidamente potencial em quase todas as áreas da medicina dentária.

Difere do fabrico formativo e subtrativo, uma vez que no processo de fabrico aditivo o objeto é "impresso" através da adição do material de construção camada a camada. Os métodos de fabrico aditivo mais amplamente aplicados incluem a modelação por deposição fundida (FDM), a sinterização selectiva a laser (SLS), a estereolitografia (SLA), a impressão por jato de polietileno e a bioimpressão (Knowlton et al., 2015; Rasperini et al., 2015; Visscher et al., 2016; Ligon et al., 2017; Moroni et al., 2017; Zhang et al., 2017). As impressoras de modelação por deposição fundida (FDM) são as mais comuns para começar numa configuração médica ou dentária devido à sua ampla disponibilidade, qualidade de impressão moderadamente fiável, facilidade de instalação e utilização e acessibilidade económica (Huang et al., 2017).

O termo impressão 3D é geralmente utilizado para descrever uma abordagem de fabrico que constrói objectos uma camada de cada vez, adicionando várias camadas para formar um objeto. Este processo é mais corretamente descrito como fabrico aditivo e é também referido como prototipagem rápida. As tecnologias de impressão 3D não são todas novas; muitas modalidades utilizadas atualmente foram desenvolvidas e utilizadas pela primeira vez no final da década de 1980 e na década de 1990. O autor tratou pela primeira vez um doente com a ajuda da impressão 3D em 1999.

O termo "impressão 3D", no entanto, é relativamente novo e capturou a imaginação do público. A utilização da impressão 3D é muito badalada, sendo aclamada como uma tecnologia disruptiva que transformará para sempre o fabrico. Vimos manchetes na imprensa internacional que descrevem a utilização da impressão 3D para produzir tudo, desde vestuário de moda e modelos arquitectónicos a armamento. Embora ainda faltem muitos anos para vermos a produção de órgãos viáveis impressos em 3D, a medicina dentária e a cirurgia oral e maxilofacial utilizam a impressão 3D há anos e abraçaram de todo o coração a utilização de tecnologias de fabrico digital, nomeadamente a utilização de design e fabrico assistidos por computador. Esta dissertação tem como objetivo explorar a razão pela qual a impressão 3D é importante para a medicina dentária e porque é que a medicina dentária motiva o desenvolvimento de aplicações de impressão 3D. Nos últimos 30 anos, a impressão 3D e a prototipagem ganharam popularidade na profissão e entre os pacientes. Proporcionou conforto e melhor qualidade de restauração aos dentistas. Além disso, as restaurações dentárias, que estão a ser produzidas através de prototipagem rápida, são mais adaptáveis e mais rápidas na produção em comparação com as restaurações criadas por técnicos de prótese dentária.

ANTECEDENTES HISTÓRICOS E CRONOLOGIA

O primeiro registo de impressão 3D através do processo aditivo foi o inventor japonês Hideo Kodama, em 1981. Ele criou um produto que utilizava luzes ultravioletas para endurecer polímeros e criar objectos sólidos. Este é um trampolim para a estereolitografia (SLA).

Charles Hull inventou a estereolitografia, um processo semelhante à impressão 3D que utiliza a tecnologia para criar versões mais pequenas de objectos, para que possam ser testadas antes de se gastar tempo e dinheiro na criação do produto real. O objeto é impresso camada a camada, lavado com um solvente e endurecido com uma luz ultravioleta. O processo utiliza desenhos assistidos por computador (CAD) para criar os modelos 3D.

A sinterização selectiva a laser (SLS) é outra forma, mais avançada, de impressão 3D. Utiliza o fabrico aditivo e um polímero em pó - normalmente nylon - para criar objectos. A SLS utiliza um laser para fundir o pó, camada a camada, em formas mais complexas do que a SLA é capaz de criar.

A modelação por deposição fundida (FDM), desenvolvida por Scott Crump, é a forma mais comum de impressão 3D atualmente. É conhecida como as "impressoras 3D de secretária" porque é a forma mais utilizada da tecnologia. Para formar um objeto, a impressora aquece um cabo de termoplástico até à forma líquida e extrude-o camada a camada.

De um modo geral, a impressão 3D mudou e melhorou nos últimos trinta anos

Eis uma breve viagem pela história da impressão 3D.

A década de 1980: Nascimento das principais técnicas de impressão 3D

O conceito de impressão 3D foi imaginado na década de 1970, mas as primeiras experiências datam de 1981. As primeiras tentativas de impressão 3D são atribuídas ao Dr. Kodama pelo seu desenvolvimento de uma técnica de prototipagem rápida. Foi o primeiro a descrever uma abordagem de fabrico camada a camada, criando um antepassado para a SLA (ou Estereolitografia): **uma resina fotossensível era polimerizada por uma luz UV**. Infelizmente, não registou o pedido de patente antes do prazo.

Alguns anos mais tarde, uma equipa de engenheiros franceses, Alain Le Méhauté, Olivier de Witte e Jean-Claude André, interessou-se pela estereolitografia, mas abandonou-a por falta de perspetiva de negócio. Esta tentativa de impressão 3D também estava a utilizar um processo de estereolitografia.

Ao mesmo tempo, Charles Hull também estava interessado na tecnologia e apresentou uma primeira patente para a estereolitografia (SLA) em 1986. Fundou a 3D Systems Corporation e, em 1988, lançou a SLA-1, o seu primeiro produto comercial.

Se a SLA foi a primeira tecnologia de impressão 3D desenvolvida, o que dizer da SLS (Sinterização Selectiva por Laser) e da FDM (Modelação por Deposição Fundida) nessa altura?

Em 1988, na Universidade do Texas, Carl Deckard registou uma patente para a tecnologia SLS, outra técnica de impressão 3D em que os grãos de pó são fundidos localmente por um laser.

Entretanto, Scott Crump, cofundador da Stratasys Inc., registou uma patente para a Modelação por Deposição em Fusão (FDM). Em menos de dez anos, as **três principais tecnologias de impressão 3D** foram patenteadas e a impressão 3D nasceu!

Para retomar:

1980: Primeira patente do japonês Dr. Kodama Prototipagem rápida

1984: Estereolitografia por engenheiros franceses e depois abandonada

1986: Estereolitografia iniciada por Charles Hull

1988: Primeira máquina SLA-1

1988: Primeira máquina SLS da DTM Inc., depois comprada pela 3D System

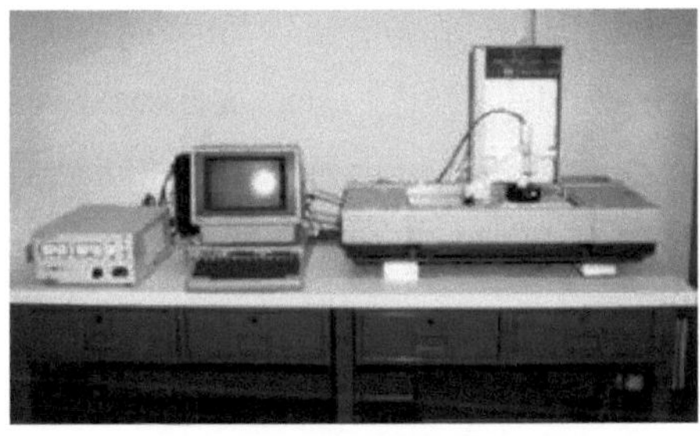

O SLA 1

A década de 1990: Surgimento dos principais fabricantes de impressoras 3D e ferramentas CAD

Agora que os princípios básicos foram estabelecidos, a evolução do fabrico aditivo é bastante rápida. Os principais fabricantes de impressoras 3D estão a surgir, novas tecnologias são aperfeiçoadas e as ferramentas de modelação 3D começam também a ser desenvolvidas, levando o fabrico aditivo para o nível seguinte.

Na Europa, a EOS GmbH foi fundada e criou o primeiro sistema EOS "Stereos" para aplicações industriais de prototipagem e produção de impressão 3D. A sua qualidade industrial é hoje reconhecida mundialmente na tecnologia SLS (Selective Laser Sintering technology) para plásticos e metais.

Em 1992, a patente da modelação por deposição fundida foi atribuída à Stratasys, que desenvolveu muitas impressoras 3D para profissionais e particulares. De 1993 a 1999, surgiram os principais actores do sector da impressão 3D com várias técnicas:

ZCorp e jato de aglutinante: Com base na tecnologia de impressão a jato de tinta do MIT, criaram a Z402, que produzia modelos utilizando materiais em pó à base de amido e gesso e um aglutinante líquido à base de água, tecnologia Arcam MCP e fusão selectiva a laser.

Ao mesmo tempo, podemos ver que cada vez mais novas ferramentas CAD, que permitem criar modelos 3D, estão a ficar disponíveis e a ser desenvolvidas, com, por exemplo, a criação da Sanders Prototype (agora conhecida como Solidscape), um dos primeiros actores a desenvolver ferramentas específicas para o fabrico aditivo.

Charles Hull foi galardoado com o Prémio do Inventor Europeu na categoria de países não europeus, pelo Instituto Europeu de Patentes em 2014. Charles Hull foi galardoado com o Prémio do Inventor Europeu na categoria de países não europeus, pelo Instituto Europeu de Patentes Price em 2014.

Para retomar:

1990: Primeiro sistema EOS Stereos

1992: Patente FDM para a Stratasys

1993: Fundação da Solidscape

1995: A Z Corporation obteve uma licença exclusiva do MIT

1999: A engenharia de órgãos traz novos avanços para a medicina

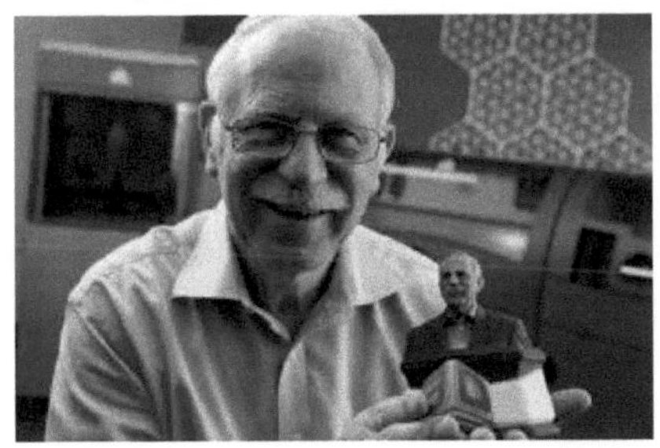

Charles Hull recebeu o Prémio do Inventor Europeu na categoria de países não europeus, atribuído pelo Instituto Europeu de Patentes Price em 2014.

Anos 2000: A impressão 3D ganha visibilidade nos media

Em 2000, o milénio viu o primeiro rim impresso em 3D, mas teríamos de esperar mais 13 anos para o ver transplantado num doente. Atualmente, os rins impressos em 3D funcionam perfeitamente e os investigadores estão a fazer experiências de crescimento acelerado para transplantar órgãos muito rapidamente.

2004 foi o ano do início do Projeto RepRap, que consiste numa impressora 3D auto-replicante. Sim, é possível imprimir em 3D uma impressora 3D. Este projeto de código aberto levou à difusão das impressoras 3D de secretária FDM 3D e à popularidade da tecnologia na comunidade de criadores.

Em 2005, a ZCorp lançou a Spectrum Z510, a primeira impressora 3D a cores de alta definição.

Em 2008, a impressão 3D atingiu uma presença mediática ainda maior graças a outra aplicação médica: o primeiro membro protésico impresso em 3D.

Este espantoso projeto de impressão médica em 3D incorporou todas as partes de um membro biológico, foi impresso "tal e qual", sem necessidade de qualquer montagem posterior. Atualmente, em combinação com a digitalização 3D, as próteses e ortóteses médicas impressas em 3D são cada vez mais baratas e rápidas de obter para o paciente. Além disso, estas próteses são cada vez mais optimizadas e adaptadas à morfologia do doente. O fabrico aditivo está a trazer novas oportunidades no que diz respeito à personalização em massa.

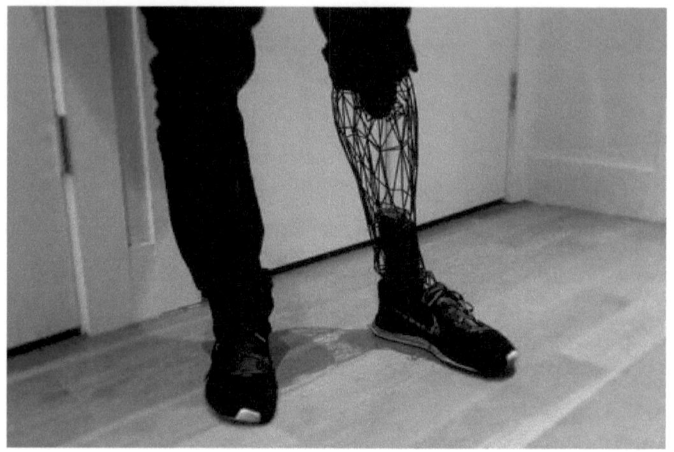

perna exo-protética

2009 foi o ano em que as patentes FDM caíram no domínio público, abrindo caminho a uma grande onda de inovação nas impressoras 3D FDM, a uma descida do preço das impressoras 3D de secretária e, consequentemente, uma vez que a tecnologia estava mais acessível, a uma maior visibilidade.

2009 foi também o ano em que foi criado o serviço de impressão 3D em linha da Sculpteo, um dos pioneiros dos actuais serviços de impressão 3D em linha, mais um passo para a acessibilidade da impressão 3D!

Para retomar:

2000: é criado um rim funcional impresso em 3D

2000: A MCP Technologies (um OEM de fundição a vácuo estabelecido) introduziu a tecnologia SLM

2005: A Z Corp. lançou a Spectrum Z510. Foi a primeira impressora 3D a cores de alta definição no mercado.

2006: É iniciado um projeto de código aberto (Reprap)

2008: A primeira prótese de perna impressa em 3D

2009: Patentes FDM no domínio público

2009: Criação do Sculpteo

A década de 2010: Anos de visibilidade, inovação e esperança para a impressão 3D
Os últimos anos têm sido muito importantes para a impressão 3D. Com a expiração da patente do FDM, os primeiros anos da década tornaram-se os anos da impressão 3D. O fabrico aditivo está então a tornar-se uma técnica de produção e prototipagem real e acessível para as empresas, abrindo novas possibilidades

Em 2013, o Presidente Barack Obama mencionou a impressão 3D como uma questão importante para o futuro no seu discurso sobre o Estado da União, o que fez da "impressão 3D" uma palavra de ordem.

Atualmente, está muito presente na mente do público em geral e nas decisões dos decisores políticos. A tecnologia está sempre a progredir, tal como as utilizações desta tecnologia. Cada vez mais pequenas e grandes empresas tiram partido do baixo preço de prototipagem que a impressão 3D oferece e integraram-na plenamente nos seus processos de iteração, inovação e produção.

Em 2010, o Urbee foi o primeiro automóvel impresso em 3D. A sua carroçaria foi totalmente impressa em 3D utilizando uma impressora 3D de grandes dimensões. Agora, o automóvel impresso em 3D está a tornar-se progressivamente uma realidade e o fabrico aditivo está a ocupar cada vez mais espaço no sector automóvel. De facto, desde a integração da tecnologia de impressão 3D no processo de fabrico de ferramentas até às peças de automóvel impressas em 3D, o fabrico aditivo parece ser bastante útil a muitos níveis, ajudando a ultrapassar novos desafios.

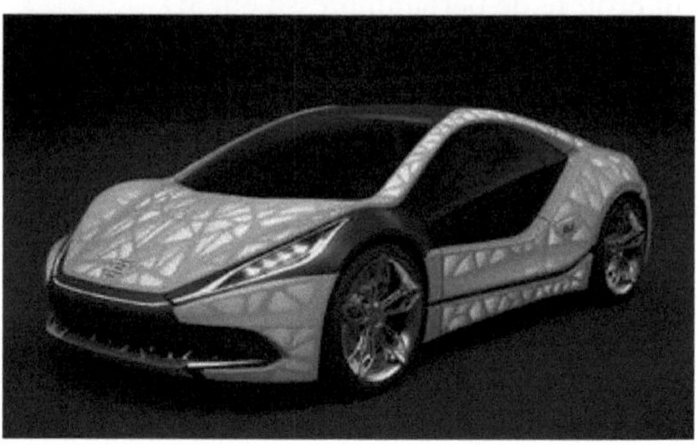

A tecnologia de impressão 3D não pára de evoluir e de progredir. Estão a ser lançadas regularmente novas impressoras 3D, que são mais eficientes, imprimem mais rapidamente e dão acesso a novos materiais de impressão 3D. Tecnologias como CLIP (DLS) estão a ser desenvolvidas pela Carbon, tornando o processo de impressão ainda mais rápido e preciso do que nunca.

Todos os dias são explorados novos materiais de impressão 3D, desde o laboratório de Daniel Kelly, que imprime ossos em 3D, até à empresa francesa XtreeE, que imprime betão em 3D para revolucionar a indústria da construção! De facto, no que diz respeito à aplicação na arquitetura, a impressão 3D de betão é agora uma realidade e as famílias estão a começar a mudar-se para casas impressas em 3D. A primeira família a mudar-se para uma casa impressa em 3D fê-lo, de facto, em 2018. A casa tem 1022 pés quadrados, é perfeitamente habitável e demorou dois dias a ser impressa.

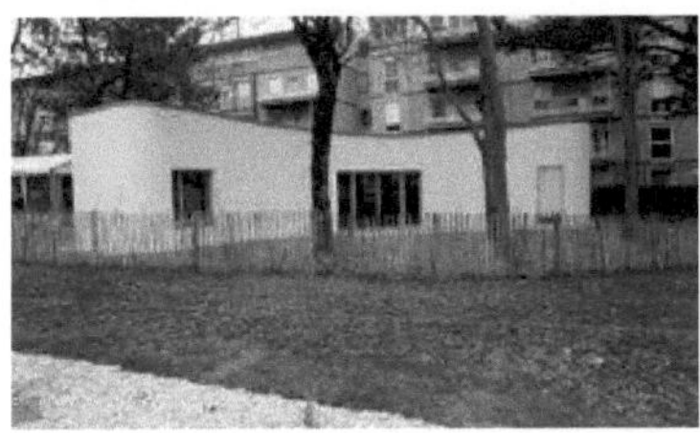

Para retomar:

2010: Urbee é o primeiro protótipo de automóvel impresso em 3D apresentado

2011: A Universidade de Cornell começou a construir uma impressora 3D para alimentos.

2012: A primeira prótese de maxilar é impressa e implantada

2013: "Impressão 3D" no discurso de Obama sobre o Estado da União

2015: Carbon 3D lança a sua revolucionária máquina de impressão 3D ultra-rápida CLIP

2016: O laboratório de Daniel Kelly anuncia a capacidade de imprimir ossos em 3D

2018: A primeira família muda-se para uma casa impressa em 3D

A bioimpressão 3D está a tornar-se um tema importante no domínio da medicina. De facto, as aplicações da bioimpressão 3D podem ser numerosas. É fácil ver as diversas vantagens desta tecnologia. Pode criar tecidos humanos para vítimas de queimaduras. É também uma forma de criar órgãos humanos, a fim de efetuar transplantes de órgãos. Hoje em dia, não existem dadores suficientes e a bioimpressão poderia ser uma solução excelente, rápida e que salvaria vidas. A tecnologia de bioimpressão 3D pode permitir a criação de várias estruturas de tecido, como tecido renal e tecido cutâneo.

Hoje, olhando para os últimos anos, é difícil não sentir que os humanos estão a viver no futuro.

Bem, quase. Embora o preço das impressoras 3D tenha baixado rapidamente e a precisão da impressão 3D tenha melhorado, os inovadores estão a ir mais longe do que Charles Hull poderia apenas sonhar. Os designers já não se limitam a imprimir com plástico. Os engenheiros da Universidade de Southampton pilotaram o primeiro avião não tripulado impresso em 3D do mundo e a KOR Ecologic criou o protótipo do Urbee, um carro com uma carroçaria impressa em 3D que foi concebido para fazer 200 mpg na autoestrada.

Para além de jóias e aviões, a impressão 3D está agora a ser utilizada para fabricar habitações a preços acessíveis para o mundo em desenvolvimento, e os visionários começaram a empregar a tecnologia para imprimir tudo, desde braços robóticos inteligentes, substitutos de ossos e até partículas com apenas alguns átomos de espessura (o que poderia resultar em eletrónica e baterias ainda mais pequenas).

A impressão 3D para a arquitetura também está a melhorar, mas poderá tornar-se realmente maior nos próximos anos. Projectos mais rápidos de construir, mais baratos e que evitam o desperdício de materiais: as vantagens desta tecnologia para o sector da construção são inúmeras.

TECNOLOGIAS DE IMPRESSÃO 3D UTILIZADAS EM MEDICINA DENTÁRIA

As impressoras 3D são atualmente acessíveis e estão ao alcance de todos os médicos. Minutos depois de aprovar o plano de tratamento, o médico pode imprimir o produto em 3D no seu consultório. A grande vantagem disto é que o médico pode aceder a especialistas de todo o mundo, mas fabricar localmente o aparelho específico para o seu doente.

Além disso, o médico poderá utilizar aparelhos impressos em 3D para garantir que a implementação do plano de tratamento é seguida de perto. No final, as impressoras 3D no consultório são um sinal de que o médico está disposto a investir na sua clínica e nos seus pacientes, utilizando as melhores ferramentas possíveis.

A impressão 3D e os fotopolímeros avançados são a solução de fabrico final para a indústria dentária, e ainda estamos nos primeiros dias desta evolução digital. Tratamentos melhores e mais eficientes são encontrados através do fluxo de trabalho digital completo na tecnologia dentária, e a impressão 3D é uma grande parte desse processo.

Atualmente, são utilizadas resinas líquidas de alta qualidade para a impressão 3D de aparelhos dentários. Como estas resinas requerem aprovação sanitária local, algumas resinas podem não estar disponíveis em todas as áreas. Este facto pode complicar o acesso a melhores resinas em certas partes do mundo.

Por muito boas que estas resinas sejam atualmente, o resultado estético de um dente de cerâmica ainda não pode ser impresso. A variedade de cores e a translucidez da cerâmica ainda não são alcançadas na resina. Por conseguinte, as próteses fixas definitivas continuarão a ser de cerâmica durante os próximos anos. No entanto, atualmente, começamos a ver as próteses removíveis acrílicas convencionais a serem substituídas por próteses impressas em 3D.

Para que uma impressora 3D seja totalmente utilizada no ambiente dentário, tem de fazer parte de um fluxo de trabalho digital completo que envolva outras peças de hardware e software. Isto é muito interessante porque a impressão 3D permite que os fluxos de trabalho dentários digitais se tornem realidade, mas também só permite que as empresas dentárias mais avançadas adoptem a tecnologia de impressão 3D.

Existem duas grandes frentes de desenvolvimento na área da impressão 3D: novos materiais e velocidade de fabrico. Em breve, novos materiais biocompatíveis começarão a imitar o resultado estético da cerâmica e a inovação em resinas flexíveis transparentes que terão muitas aplicações dentárias. A rápida velocidade de fabrico permitirá ao dentista fabricar o aparelho para o paciente enquanto este ainda está na cadeira de dentista.

A tecnologia digital e os fluxos de trabalho estão a ser adoptados na indústria dentária a um ritmo muito rápido neste momento. Restaurações, próteses removíveis e aparelhos ortodônticos feitos com um fluxo de trabalho totalmente digital são melhores para os pacientes, dentistas, ortodontistas e técnicos de prótese dentária.

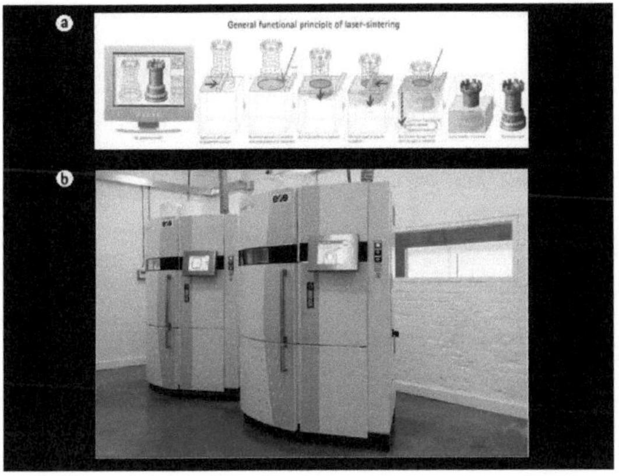

(a) Diagrama do processo de impressão SLS (diagrama cortesia da EOS, GmbH).

(b) Aparelho industrial de SLS (imagem cortesia de www.digits2widgets.com)

EXISTEM 3 ETAPAS PRINCIPAIS NA IMPRESSÃO 3D:

A primeira etapa é a preparação imediatamente antes da impressão, quando se desenha um ficheiro 3D do objeto que se pretende imprimir. Este ficheiro 3D pode ser criado com um software CAD, com um scanner 3D ou simplesmente descarregado de um mercado online. Depois de ter verificado que o seu ficheiro 3D está pronto para ser impresso, pode passar à segunda etapa.

A segunda etapa é o processo de impressão propriamente dito. Em primeiro lugar, é necessário escolher o material que melhor atingirá as propriedades específicas necessárias para o seu objeto. A variedade de materiais utilizados na impressão 3D é muito vasta. Inclui plásticos, cerâmicas, resinas, metais, areia, têxteis, biomateriais, vidro, alimentos e até pó lunar! A maioria destes materiais também permite muitas opções de acabamento que lhe permitem alcançar o resultado exato do design que tinha em mente, e alguns outros, como o vidro, por exemplo, ainda estão a ser desenvolvidos como material de impressão 3D e ainda não são facilmente acessíveis.

A terceira etapa é o processo de acabamento. Esta etapa requer competências e materiais específicos. Quando o objeto é impresso pela primeira vez, muitas vezes não pode ser diretamente utilizado ou entregue antes de ser lixado, lacado ou pintado para o completar como pretendido. O material escolhido para o projeto determinará quais os métodos de impressão mais adequados. De entre estes, descrevem-se de seguida as técnicas mais utilizadas para cada grupo de materiais.

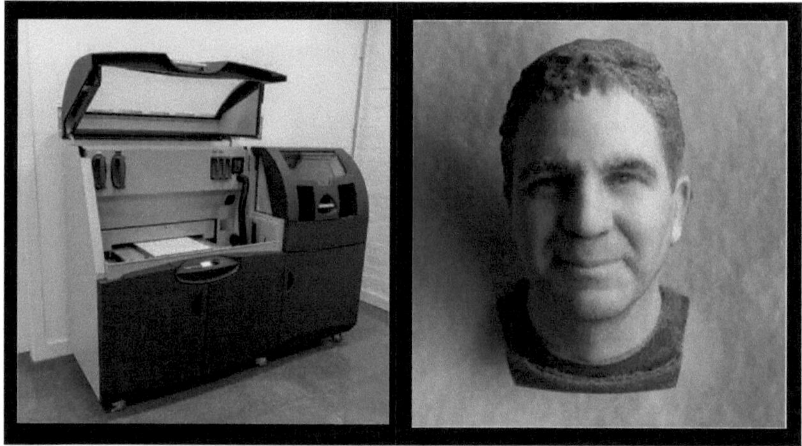

Impressora industrial de aglutinantes em pó e exemplo de busto de autor captado com fotografia 3D e impresso em gesso de Paris a cores (cortesia de www.digits2widgets.com)

MATERIAIS UTILIZADOS NA IMPRESSÃO 3D

Quando falamos de fabrico aditivo dentário, é importante compreender que estão envolvidas várias tecnologias, quer se trate de modelação por deposição fundida, fotopolimerização ou sinterização a laser, a escolha dependerá do tipo de aplicação em causa. Olivier Bellaton, Diretor e Fundador da Biosummer3D, salienta que cada processo tem as suas próprias vantagens e desvantagens. Por exemplo, o processo FDM permite fabricar peças "*com um custo de alguns cêntimos e sem pós-processamento após a impressão. No entanto, a velocidade, a precisão e a biocompatibilidade não estão presentes*". Geralmente, esta última tecnologia será utilizada para criar modelos dentários ortodônticos para calhas termoformadas, seja para alinhamento, branqueamento ou contenção. Por outro lado, estão a surgir soluções dentárias impressas em 3D utilizando PEEK. O fabricante de impressoras 3D, IEMAI3D, disse: "*Há muitas vantagens em fazer próteses parciais com PEEK. É um material forte e leve que melhora o conforto do paciente. A estrutura da prótese é produzida sem metal e é completamente neutra em termos de sabor*".

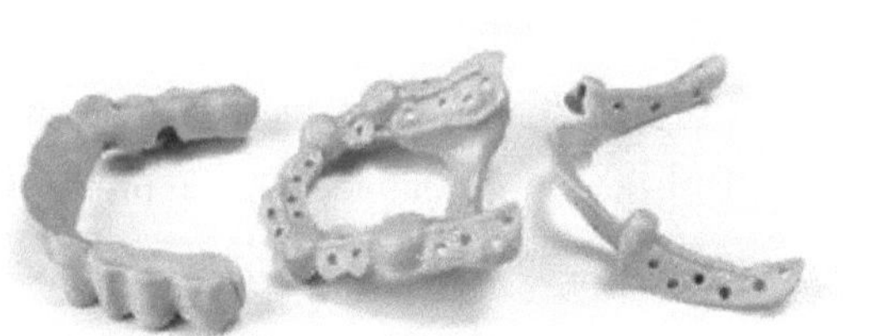

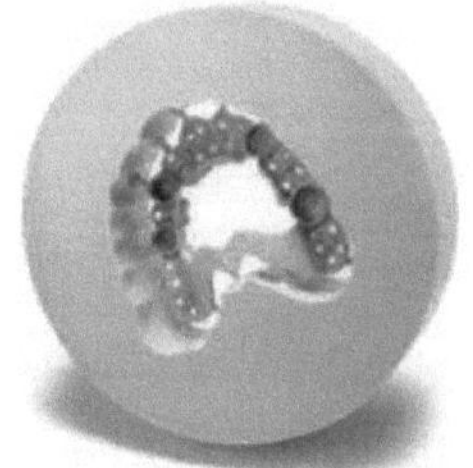

Outro processo de fabrico aditivo utilizado no sector dentário, e provavelmente o principal, é a fotopolimerização. Quer estejamos a falar de estereolitografia (SLA) ou DLP, este processo oferece uma resolução muito mais elevada e, mais importante, materiais biocompatíveis. Neste caso, resinas líquidas. Anton Lopez, Channel Sales Manager France da EnvisionTEC, disse-nos: "*Combinada com materiais aprovados pela CE/FDA, a fotopolimerização e, em especial, a DLP, proporciona uma impressão mais precisa, o que permite a criação de dispositivos mais precisos. O acabamento é muito menos complexo, o que reduz o tempo de fabrico. Além disso, é muito fácil mudar de material e imprimir para diferentes aplicações. Isto é muito benéfico para a indústria dentária porque os profissionais podem tratar os seus pacientes mais rapidamente*". Em termos de aplicações, esta tecnologia oferece mais possibilidades devido à sua precisão; estamos a falar de guias cirúrgicas, coroas e pontes temporárias, elementos calcináveis como estelites dentárias, etc.

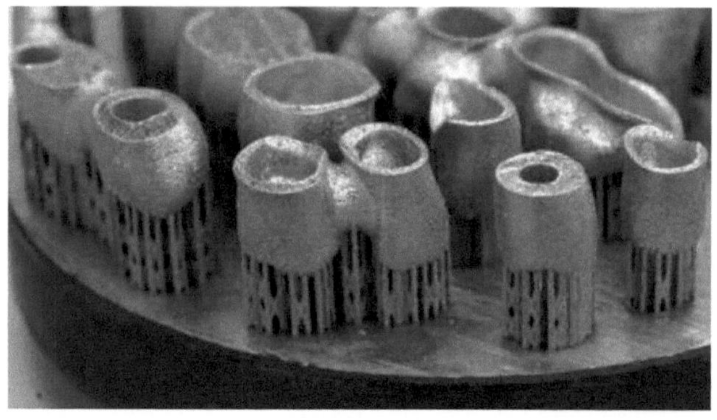

Por último, encontramos também o fabrico aditivo de metais como um processo na medicina dentária. Utilizado principalmente para produzir implantes, estelites ou betonilhas de níquel-crómio. Oliver Bellaton comenta: "*Esta tecnologia requer uma produção sustentada para absorver investimentos de várias centenas de milhares de euros, com competências provenientes do mundo industrial e não do sector dentário*". As impressoras de metal são muito mais caras do que outras tecnologias e, por vezes, exigem mais trabalho de pós-processamento, reduzindo a produtividade para alguns. Depois de falar com um técnico dentário, este explicou que uma coroa feita por maquinagem requer 15 minutos de trabalho, mas uma coroa de metal impressa em 3D requer 5 horas de impressão. Por outro lado, em termos de custo por unidade, o fabrico aditivo é muito mais interessante, 75 cêntimos para este último contra mais de 7 euros.

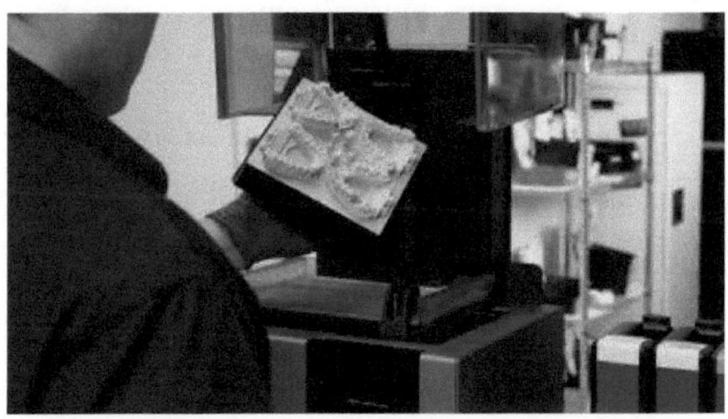

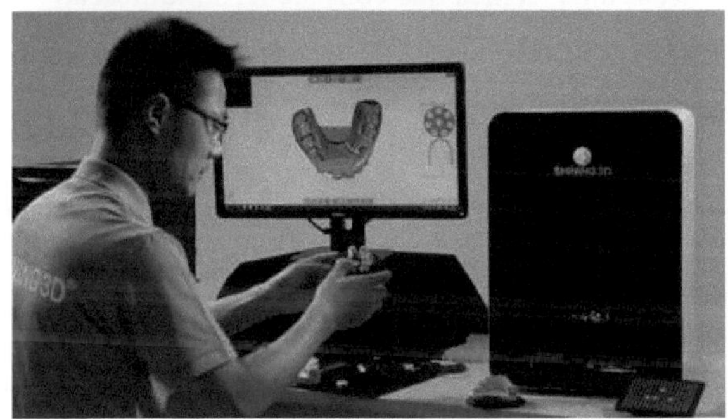

Os dentistas e técnicos de prótese dentária terão, portanto, de se equipar com scanners ou impressoras 3D, mas também com software CAD, um obstáculo para muitos profissionais atualmente

Tecnologia de modelação por deposição fundida (FDM): está no início do mercado, uma vez que é utilizada principalmente por particulares. É provavelmente o método de impressão mais popular devido ao número de impressoras disponíveis no mercado. O FDM é um processo de impressão 3D acessível em comparação com outras tecnologias de impressão 3D. Este processo funciona através da fusão e extrusão de material através de um bocal para imprimir em 3D uma secção transversal de um objeto, cada camada de cada vez. A cama desce para cada nova camada e este processo repete-se até o objeto estar completo. A espessura das camadas determina a qualidade da impressão 3D. Algumas impressoras 3D FDM têm duas ou mais cabeças de impressão para imprimir em várias cores e utilizar suporte para áreas salientes de uma impressão 3D complexa.

Tecnologia SLS: A sinterização a laser é uma técnica de impressão 3D que consiste no fabrico de um objeto através da fusão de camadas sucessivas de pó para formar um objeto. O processo facilita sobretudo a criação de formas complexas e interligadas. Está disponível para Plástico e Alumide .

Se quiser utilizar Resina ou Cera: A tecnologia necessária é a fotopolimerização, uma técnica que consiste na solidificação de uma resina fotossensível através de uma luz UV. É utilizada por diferentes processos de impressão 3D, tais como:

Estereolitografia (SLA): utiliza uma cuba de resina de fotopolímero curável. A placa de construção desce em pequenos incrementos e o polímero líquido é exposto à luz, onde o laser UV desenha uma secção transversal camada a camada. O processo repete-se até ser criado um modelo. O objeto é impresso em 3D puxando o objeto para fora da resina (de baixo para cima), o que cria espaço para a resina não curada no fundo do recipiente e pode então formar a camada seguinte do objeto. Outro método consiste em imprimir o objeto em 3D puxando-o para baixo, para dentro do tanque, sendo a camada seguinte curada na parte superior.

Processamento digital de luz (DLP): é utilizado um projetor para curar a resina de fotopolímero. Este método é muito semelhante ao método SLA, exceto que em vez de utilizar um laser UV para curar a resina de fotopolímero, é utilizada uma luz de segurança (lâmpada). Os objectos são criados de forma semelhante à SLA, sendo o objeto puxado para fora da resina, o que cria espaço para a resina não curada no fundo do recipiente, formando assim a camada seguinte do objeto, ou para dentro do tanque, sendo a camada seguinte curada no topo. A Sculpteo utiliza a tecnologia DLP para a impressão 3D de prata e latão.

A Produção Contínua de Interface Líquida (CLIP) funciona através da projeção de uma
sequência de imagens UV, geradas por um projetor de luz digital, através de uma janela permeável ao oxigénio e transparente aos raios UV, por baixo de um banho de resina líquida. A zona morta criada acima da janela mantém uma interface líquida abaixo da peça. Acima da zona morta, a peça de cura é retirada do banho de resina.

Impressoras MultiJet : Semelhante à estereolitografia, os processos de impressão 3D PolyJet e MultiJet de alta qualidade utilizam uma luz UV para reticular um fotopolímero. No entanto, em vez de utilizar um laser para curar as camadas, um jato de impressora pulveriza pequenas gotas do fotopolímero (semelhante à tinta numa impressora de jato de tinta) na forma da primeira camada. A lâmpada UV ligada à cabeça da impressora liga o polímero e fixa a forma da camada no seu lugar. A plataforma de construção desce então por uma espessura de camada, e mais material é depositado diretamente sobre a camada anterior.

Se pretender utilizar o Metal

A DLP combinada com a técnica de fundição por cera perdida permite a impressão de objectos em 3D. A Sculpteo utiliza a tecnologia DLP para impressões 3D em prata e latão. Primeiro, imprimimos em 3D um modelo de cera. Em seguida, utilizamos uma técnica de fundição por cera perdida: é feito um molde à volta da cera antes de esta ser derretida e paralelizada com prata, criando assim o seu objeto.

A sinterização direta de metais a laser (DMLS) utiliza um laser como fonte de energia para sinterizar pó metálico, apontando um laser e traçando uma secção transversal do objeto camada a camada. A sinterização direta de metais por laser é semelhante ao processo de sinterização selectiva por laser. A fusão por feixe de electrões (EBM) utiliza um feixe de electrões como fonte de energia em vez de um laser para imprimir metal em 3D. Um feixe de electrões funde o pó metálico camada a camada dentro de um vácuo elevado e pode conseguir a fusão total do pó metálico. Este método pode produzir peças metálicas de alta densidade, mantendo assim as propriedades do material.

Se pretender utilizar Multicolor

O jato de aglutinante é popular porque permite criar impressões 3D detalhadas com cor. É utilizado um rolo automatizado para espalhar uma camada de pó na plataforma de construção. O excesso de pó é empurrado para os lados e assegura que a base fica paralelizada com uma camada de pó compactado. Num eixo rápido, as cabeças de impressão aplicam simultaneamente um aglutinante líquido e cor para criar uma secção transversal do objeto no pó.

A laminação por deposição selectiva é um processo de impressão 3D que utiliza papel. Este processo é semelhante ao método de prototipagem rápida LOM (Laminated Object Manufacturing). O processo envolve camadas de papel revestido com adesivo (ou laminados de plástico ou metal) que são sucessivamente coladas com um rolo aquecido e cortadas com um cortador a laser, camada a camada. Um rolo com o material move cada nova folha de material sobre a anterior e repete o processo até que o objeto esteja concluído. A tecnologia de jato triplo (PolyJet) utilizada na Stratasys Objet500 Connex3, é a método mais avançado de impressão 3D PolyJet. Esta tecnologia efectua uma impressão precisa com três materiais e, assim, torna possível a mistura de três cores.

MATERIAIS DENTÁRIOS 3D "BIO-INSPIRADOS

Introdução:

Ao longo de milhares de milhões de anos de evolução, a natureza inventou muitas soluções engenhosas para muitos problemas complexos. As tecnologias de ponta actuais converteram a natureza numa fonte de inspiração, permitindo a extrapolação e aplicação das suas diferentes abordagens para tentar resolver problemas de engenharia contemporâneos. Este processo tem-se tornado cada vez mais comum na investigação científica e, nos últimos anos, tem recebido vários rótulos: biomimética, bio-inspiração, biónica, biomimética, soluções baseadas na natureza, etc. O engenheiro e físico Schmitt OH, utilizou pela primeira vez o termo "biomimética" em 1957 para descrever uma abordagem biológica da engenharia. Em 1974, o Webster's Dictionary acrescentou a sua primeira definição de "biomimética": "o estudo da formação, estrutura ou função de materiais, mecanismos e processos biológicos com o objetivo de sintetizar produtos artificiais que imitem os naturais".

Atualmente, de acordo com a norma da Organização Internacional de Normalização (ISO) n.º 18458:2015, a "biomimética" é definida como a "cooperação interdisciplinar da biologia e da tecnologia ou de outros domínios de inovação com o objetivo de resolver problemas práticos através da análise funcional de sistemas biológicos, da sua abstração em modelos e da transferência e aplicação destes modelos para a solução". No entanto, não há nada que proíba a rotulagem de qualquer desenvolvimento tecnológico como "bio-inspirado", desde que haja provas convincentes da existência de um modelo biológico gerador. Esta tradução de informação de modelos naturais (tais como funções, estruturas ou processos de materiais biológicos) em dispositivos artificiais abriu a possibilidade de desenvolver novas estratégias de investigação que incorporam 3,8 mil milhões de anos de evolução.

O processo começa com a análise de um sistema biológico e a compreensão da sua função no âmbito de uma arquitetura hierárquica e de uma micro/nano-estrutura, progredindo depois para a identificação do conceito determinante para o sucesso desse sistema e para a síntese de um modelo que seja sinteticamente reproduzível e normalmente menos complexo do que o seu equivalente biológico.Em muitos casos, continua a ser inútil tentar recriar exatamente um composto biológico: mesmo com a tecnologia avançada de hoje, a reprodução de micro/nanoestruturas complexas, como as observadas em compostos biológicos como o osso ou o nácar, ainda não é possível. O objetivo final da "biomimética" mantém-se, no entanto, e os métodos actuais continuam a abordá-lo recorrendo a disciplinas como a biologia, a física e a tecnologia. Sem dúvida, só através de uma abordagem interdisciplinar, associando não só diferentes métodos mas também diferentes modos de pensar, será possível resolver problemas técnicos através da abstração, transferência e aplicação de conhecimentos obtidos a partir de modelos biológicos.

A natureza implementou uma miríade de estratégias e demonstrou assim a sua capacidade para resolver inúmeros problemas funcionais, pelo que a bio-inspiração constitui essencialmente uma fonte ilimitada de novas ideias. Um tema que fascina os cientistas é o desempenho físico excecional das arquitecturas e estruturas complexas encontradas nos materiais compósitos naturais. Por exemplo, alguns tecidos duros naturais apresentam propriedades físicas combinadas que excedem a soma dos componentes individuais em ordens de grandeza. O nácar de uma concha de molusco, por exemplo, é constituído maioritariamente por um componente mineral frágil, mas, apesar da expetativa de que esta estrutura apresentaria um comportamento mecânico altamente frágil - dado o seu elevado teor de minerais - é, na realidade, 3000 vezes mais resistente do que os minerais de que é feito. Os nácares são, portanto, tolerantes aos danos e fisicamente resistentes: podem mesmo apresentar um comportamento "quase dúctil" e absorver uma quantidade excecional de deformação. Outro exemplo são os dentes dos mamíferos, que são estruturas extraordinariamente resistentes. Apesar de serem compostos apenas por minerais frágeis e uma fase orgânica fraca, são capazes de tolerar as elevadas forças geradas por uma pessoa que mastiga milhares de vezes por dia.

Modelo de dente natural:

O dente natural apresenta comportamentos mecânicos que superam os dos seus constituintes e as propriedades das suas misturas homogéneas. Este desempenho é possível graças à estratégia natural de criação de uma arquitetura hierárquica constituída por estruturas entrelaçadas ou interligadas a diferentes níveis dimensionais (nano, micro e macro-escalas) que englobam todos os componentes do dente

As limitações do fabrico moderno de restaurações dentárias:

As tecnologias de desenho assistido por computador e fabrico assistido por computador (CAD/CAM) para o fabrico de restaurações dentárias espalharam-se rapidamente por todo o mundo. Até à data, os métodos CAD/CAM mais utilizados em medicina dentária são subtractivos: ou seja, as máquinas de fresagem controladas por computador perfuram um bloco de material para obter uma morfologia desejada. A medicina dentária tem beneficiado muito com esta tecnologia. Em primeiro lugar, permite criar restaurações precisas, poupando tempo de forma significativa. Em segundo lugar, os modelos complexos podem ser construídos mais facilmente do que com os métodos convencionais. Em terceiro lugar, a utilização de blocos monolíticos também significa menos defeitos internos, que estão normalmente presentes em restaurações feitas à mão e que comprometem a sua resistência

Apesar de todas estas vantagens, os processos subtractivos não estão isentos de limitações:

1. Desperdiçam matéria-prima. O material fresado a partir de blocos é difícil de reciclar e é frequentemente considerado como perdido. Além disso, as ferramentas de fresagem desgastam-se rapidamente, pelo que têm de ser substituídas frequentemente. 2. Os processos de fresagem continuam a exigir um acabamento manual, o que consome inevitavelmente mais tempo. De facto, após o fabrico, as superfícies brutas das restaurações têm sempre de ser polidas para remover a rugosidade deixada pelas brocas. Um único pequeno defeito deixado por uma broca pode comprometer a integridade de toda a restauração. Este fator pode ser considerado crítico quando se considera que os processos de fresagem podem deixar fissuras microscópicas na superfície do material, tornando assim uma restauração vulnerável.

3. A cromaticidade monolítica de uma restauração fresada não permite, em geral, obter resultados estéticos excepcionais. Consequentemente, a integração de uma restauração de um ponto de vista estético envolve frequentemente a modificação da cor, quer simplesmente pintando a superfície ou empregando uma estratificação de camadas mais complexa. Estes processos pós-fresagem não só consomem muito tempo, como também podem induzir a integração de outros defeitos durante o retoque manual.

4. Os materiais cerâmicos e resinosos CAD/CAM modernos têm propriedades mecânicas elevadas, muito superiores às dos tecidos naturais e teoricamente suficientes para suportar tensões fisiológicas. No entanto, são menos eficientes do que os tecidos naturais na contenção de danos, quando

estes ocorrem, porque a sua microestrutura interna homogénea não reproduz nenhum dos mecanismos de endurecimento acima mencionados que se encontram nos tecidos naturais. Como resultado, a fratura continua a ser uma das causas mais comuns de falha clínica em todos os tipos de restaurações sem metal.

Tendo em conta estas limitações e considerações, parece oportuno reconsiderar a escolha da abordagem de fabrico assistido por computador e refletir sobre uma alternativa futura.

<u>Material do futuro para restaurações: Impressão 3D e otimização da topologia</u>

As impressoras 3D são atualmente utilizadas em muitos consultórios e laboratórios dentários para fabricar uma vasta gama de talas oclusais, guias cirúrgicos, modelos de diagnóstico, configurações ortodônticas e restaurações provisórias. Além disso, a impressão 3D parece ser uma tecnologia muito promissora que pode abrir caminho para o desenvolvimento de novas estratégias clínicas para a cirurgia de regeneração óssea envolvendo grandes defeitos ósseos. O fabrico aditivo tem diferentes vantagens quando comparado com a abordagem subtractiva. Em primeiro lugar, o material residual é reduzido em cerca de 40% e o resíduo pode ser mais facilmente reciclado. Em segundo lugar, a resolução de um processo aditivo é muito superior à da abordagem subtractiva.

A precisão de uma impressora 3D depende do tipo de tecnologia utilizada e da espessura das camadas imprimíveis pela máquina. No entanto, as impressoras 3D modernas são capazes de estratificar camadas na ordem dos 10 a 20 mm, permitindo a produção de superfícies lisas e margens precisas. Esta resolução é mesmo suficientemente elevada para eliminar a fase final de polimento manual das superfícies das restaurações, tornando o processo global potencialmente muito mais rápido. Para além disso, alguns testes preliminares in vitro demonstraram que as restaurações feitas com a tecnologia de estereolitografia (SLA) apresentavam uma precisão de adaptação marginal e interna equivalente ou superior às restaurações feitas com fresagem.

Apesar de todas estas vantagens, a utilização de objectos impressos em medicina dentária ainda é limitada em muitos aspectos. O fabrico de restaurações definitivas ainda não é possível devido à falta de materiais adequados. No fabrico subtrativo, os materiais mais utilizados para restaurações definitivas são as cerâmicas reforçadas, os metais e as resinas compostas. No fabrico aditivo, alguns protótipos de polímeros e metais estão a começar a entrar na prática clínica, embora as cerâmicas impressas em 3D para aplicações dentárias ainda estejam a lutar para se afirmarem. O metal é normalmente utilizado no tratamento protético convencional. As técnicas de impressão 3D por sinterização a laser já foram utilizadas na produção de estruturas de próteses removíveis com cobalto-crómio. Também foram registados resultados clínicos promissores com coroas posteriores de cerâmica metálica de unidade única. No entanto, apesar das suas boas propriedades mecânicas, o metal não é adequado para tratamentos micro-invasivos e estéticos modernos.

Os polímeros reforçados impressos em 3D apresentam um melhor potencial para restaurações finais, mas ainda necessitam de mais desenvolvimento antes de serem adequados ao objetivo. De facto, as propriedades mecânicas das peças impressas em 3D à base de resina são comparáveis ao polimetacrilato de metilo (PMMA) habitualmente utilizado em próteses removíveis e restaurações provisórias, que é muito mais fraco do que os compósitos resinosos altamente preenchidos utilizados na prática diária para restaurações definitivas coladas, diretas ou indirectas. De facto, a investigação futura sobre a utilização de tecnologias de impressão 3D em medicina dentária deve centrar-se na melhoria das propriedades mecânicas de materiais semelhantes aos dentes, o que pode acontecer através do desenvolvimento de novas disposições microestruturais "bio-inspiradas" no interior de um material.

A abordagem mais promissora do ponto de vista atual seria a otimização topológica (TO). Este método matemático pode ser definido como um processo para otimizar a disposição estrutural na conceção de um objeto composto por um ou mais materiais, com o objetivo de maximizar o desempenho físico. A abordagem foi introduzida e descrita pela primeira vez em 1994 por Sigmund, O. Inicialmente, a TO foi utilizada para se concentrar na modificação das geometrias macroscópicas de diferentes objectos concebidos com materiais homogéneos. Com o desenvolvimento de técnicas de impressão 3D multi-materiais, é agora possível trabalhar com uma resolução muito mais elevada ao combinar diferentes materiais em projectos que incorporam microestruturas específicas adequadas a um desempenho desejado. Ao decompor o volume global nas mais pequenas unidades de volume digital essenciais (voxels), a TO optimiza a sua distribuição para atingir um objetivo funcional predefinido. Este princípio já foi testado noutros domínios e os resultados são muito encorajadores.

Inspirando-se em materiais naturais, Mirzaeifar et al., por exemplo, criaram amostras compostas por dois polímeros distintos com propriedades mecânicas diferentes, dispostos num arranjo hierárquico específico de dois níveis: plaquetas rígidas inseridas numa fase macia contínua. Como resultado, demonstraram uma melhoria significativa na tolerância a defeitos e nas propriedades físicas do novo material e um resultado em termos de mecânica muito superior ao de cada um dos seus constituintes isoladamente. Outro projeto de investigação melhorou até 200 vezes a tenacidade dos espécimes, impregnando uma resina macia nas microfissuras de materiais de vidro tipo cerâmica. Além disso, outro desenvolvimento recente neste domínio diz respeito aos compósitos reforçados com fibras, em que a otimização à microescala foi utilizada para personalizar a disposição das fibras com uma orientação específica. Esta nova conceção permite que as fibras atinjam propriedades elásticas quase isotrópicas, com um grande benefício em termos de resistência à fratura e tolerância aos danos.

Por estas razões, os trabalhos futuros poderão ter como objetivo imitar a composição e a organização à mesoescala dos tecidos dentários naturais para obter mecanismos de endurecimento semelhantes. Por outras palavras, ao trabalhar na disposição de conjuntos à micro-escala compostos por um ou mais materiais de base, seria possível influenciar as propriedades dos materiais à macro-escala para satisfazer as necessidades actuais das restaurações dentárias. A mesma abordagem poderia também ser viável para emular as propriedades ópticas dos componentes de um dente, a fim de obter resultados mais estéticos e naturais. Bioimpressão 3D para a medicina dentária regenerativa A engenharia de tecidos regenerativos visa restaurar a função de tecidos e órgãos lesionados através da produção de células e agentes bioactivos.

Foi referido que 40% dos adultos nos países ocidentais apresentam um ou mais dentes em falta, sendo que esta percentagem aumenta nos países em desenvolvimento. Atualmente, o tratamento de referência para a falta de um dente é o implante de titânio. No entanto, a taxa de sobrevivência a 10 anos de 82%-94% não é comparável à taxa de sobrevivência a 50 anos de 99,5% para dentes saudáveis. À luz deste facto, parece adequado implementar e desenvolver os métodos de biofabricação que são utilizados principalmente para regenerar dentes naturais saudáveis ou, pelo menos, tecidos dentários, como o endodontium e o periodontium, abordando assim patologias irreversíveis. Atualmente, a tecnologia de impressão 3D é utilizada para criar suportes com arquitecturas precisas, com células incorporadas com precisão e seguindo um desenho definido para recriar a estrutura biológica de um tecido específico.

Por outro lado, a impressão de todos os componentes que formam um tecido, incluindo células vivas incorporadas nas matrizes extracelulares (MEC), está ainda numa fase inicial. Um obstáculo é a resolução da impressão, que ainda não é suficientemente elevada para recriar a complexa nanoestrutura da MEC dos dentes, constituída por hidroxiapatite, colagénio e proteínas da matriz não colagénica. O maior desafio para a bioimpressão 3D, no entanto, é o facto de o processo de impressão ter de ser cito-compatível e capaz de reproduzir in vitro um microambiente que represente o mais fielmente possível as condições do tecido observado in vivo. A tinta biológica ideal para a bioimpressão consistiria numa solução aquosa em gel contendo moléculas naturais do tecido de origem, ou seja, a MEC original. A MEC é constituída por uma mistura complexa de proteínas e outros factores de crescimento que fornecem pistas mecânicas, biofísicas e bioquímicas às células dos tecidos naturais. Esta mistura de componentes é essencial não só para fornecer suporte estrutural, mas também para regular a diferenciação, o crescimento e o desenvolvimento das células residentes. Atualmente, são utilizadas diferentes biotintas, baseadas numa variedade de hidrogéis compostos por ECM descelularizada, para construir suportes para diferentes tecidos. Recentemente, foi utilizada com sucesso uma bio-tinta baseada em ECM derivada da dentina, que apresenta elevados níveis de sobrevivência celular em diferentes concentrações e uma elevada capacidade de impressão. Além disso, a bioimpressão 3D foi recentemente utilizada para regenerar o tecido periodontal, onde o suporte periodontal foi perdido, a partir de estruturas hierárquicas capazes de imitar a organização arquitetónica do periodonto, composto por tecidos duros (osso, cemento) e moles (gengiva, ligamento periodontal). Os scaffolds são montados numa abordagem multifásica, uma vez que são compostos por vários elementos que recriam a estrutura original do aparelho periodontal.

Por último, foi proposto que a regeneração do tecido pulpar poderia ser uma alternativa ao tratamento convencional dos canais radiculares (TRC). As técnicas actuais de RCT envolvem tipicamente a remoção de tecido infetado e/ou necrótico e a sua substituição por biomateriais sintéticos inertes, sacrificando assim a resposta biológica do dente. A endodontia regenerativa procura, em vez disso, induzir a re-vascularização e a colonização de um novo tecido pulpar vivo, ao longo de todo o comprimento do canal radicular e da câmara pulpar, através da aplicação de uma mistura e de uma interpenetração de células estaminais, moléculas bioactivas (por exemplo, factores de crescimento) e estruturas bio-impressas em 3D [159]. Embora estas novas abordagens pareçam altamente promissoras, o emprego clínico diário ainda está longe de se tornar uma realidade.

APLICAÇÕES EM CIRURGIA ORAL E MAXILOFACIAL

O desenvolvimento de imagens médicas em 3D geradas por tomografia computorizada (TC) permitiu um diagnóstico mais preciso e um melhor planeamento do tratamento (Marsh e Vannier, 1983; Cutting et al., 1986). O fabrico aditivo já ocupa o seu lugar há quase três décadas no domínio da cirurgia oral e maxilofacial, quando foram fabricados modelos anatómicos utilizando métodos estereolitográficos baseados em dados de TC (Klein et al., 1992). Desde então, estes modelos têm sido benéficos para o diagnóstico, planeamento pré-cirúrgico, actuando como referência durante a cirurgia e no processo de fabrico de implantes personalizados (Erickson et al., 1999). Com a inclusão destes modelos anatómicos fabricados de forma aditiva no sistema educativo, a futura geração de médicos e dentistas pode beneficiar dos progressos da impressão 3D. Subsequentemente, este facto levou ao desenvolvimento de guias de perfuração ou de corte cirúrgicos e, mais recentemente, de enxertos ósseos individuais e andaimes, tornando a impressão 3D na cirurgia oral e maxilofacial uma ferramenta importante.

Abordagens experimentais

O enxerto ósseo é uma prática comum na cirurgia reconstrutiva e utiliza três tipos de fontes de enxerto: autógeno, autólogo e alogénico. Os enxertos alogénicos, quando comparados com os enxertos autólogos, são considerados isentos de problemas éticos, infecciosos, de limitação de tamanho e de morbilidade do local doador. No entanto, carecem de potencial osteogénico e osteoindutor (Hikita et al., 2017). Com a introdução do fabrico aditivo, é possível gerar implantes e estruturas personalizadas para a regeneração óssea e tecidular, utilizando materiais biocompatíveis para a regeneração orofacial.

defeitos (Hixon et al., 2017; Tsai et al., 2017; Wurm et al., 2017). Desde biomateriais de fosfato de cálcio sob a forma de hidroxiapatite, fosfato b-tricálcico, ácido poliglicólico e ácido poliláctico, até andaimes constituídos por silicato de magnésio-cálcio bioativo/poli+-caprolactona, tem havido um rápido avanço nos materiais utilizados para a regeneração de enxertos ósseos e tecidulares através da utilização de fabrico aditivo (Saijo et al., 2009; Xu et al., 2010; Ciocca et al., 2013; Tsai et al., 2017). Com a impressão 3D, não só é possível gerar

É possível adicionar factores osteoindutores, como as proteínas morfogenéticas ósseas (BMP-2 e BMP-7), para estimular a diferenciação osteogénica e aumentar a integração do tecido ósseo nas dimensões desejáveis, mas também para ajustar as propriedades destes materiais no que diz respeito à porosidade, à textura da superfície e ao design. É possível adicionar factores osteoindutores, como as proteínas morfogenéticas ósseas (BMP-2 e BMP-7), para estimular a diferenciação osteogénica e aumentar a integração do tecido ósseo nos suportes impressos, para uma melhor adesão, proliferação e vascularização das células (Knippenberg et al., 2006; Sándor et al., 2014; Tsai et al., 2017). Esses suportes foram testados para estratégias sem células e semeados com células estaminais (Wang et al., 2016; Zhou et al., 2016; Yao et al., 2017).

Foram realizados estudos in *vitro* e in *vivo* que apoiam o fabrico de implantes de titânio e zircónio impressos em 3D (Wang et al., 2012; Mangano et al., 2014; Anssari Moin et al., 2016). Não existem, no entanto, estudos a longo prazo que apoiem a sua aplicação clínica. Seria interessante ver como estes materiais afectam o processo de cicatrização e a osseointegração. No desenvolvimento da bioimpressão óssea, muito trabalho tem sido feito no desenvolvimento de tintas biológicas e hidrogéis viáveis, incluindo tintas baseadas em matriz descelularizada (Wenz et al., 2017; Pacifici et al., 2018). Além da biocompatibilidade, esses hidrogéis foram ainda mais funcionalizados como transportadores de fatores de crescimento ou como matrizes ativadas por genes (Miller et al., 2009; Cooper et al., 2010; Cunniffe et al., 2017).

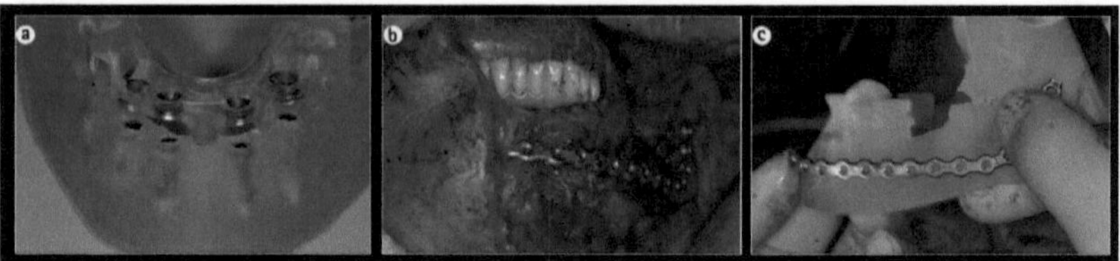

Modelos e guias de broca impressos em resina para reabilitação simultânea da arcada inferior completa com implantes e reconstrução mandibular. (a) Guia de broca de implante sobre o modelo 3DP. (b) Dobragem da placa de osteossíntese sobre o modelo médico esterilizado. (c) Placa no sítio.

Abordagens clínicas

Uma análise precisa do defeito utilizando metodologias de imagem 3D ajuda a um diagnóstico mais fiável (Oh, 2018). Modelos de contorno, guias, talas e implantes são as quatro categorias diferentes de objectos cirúrgicos impressos tridimensionalmente. Os modelos anatómicos craniofaciais foram a primeira aplicação baseada em desenho assistido por computador e fabrico assistido por computador (CAD/CAM) na cirurgia oral e maxilofacial. Adaptando um modelo ortopédico feito à medida numa fresadora, Brix e Lambrecht foram os primeiros a fabricar modelos anatómicos do crânio com base em dados de TAC em 1987 (Brix e Lambrecht, 1987; Lambrecht e Brix, 1990).

As máquinas de fresagem são limitadas no caso de estruturas anatómicas complexas. Por isso, em 1992, Klein et al. publicaram um método para produzir um modelo utilizando estereolitografia (Klein et al., 1992).
Com base nesse modelo, foi feita uma prótese maxilar personalizada, enquanto Bill et al. utilizaram um modelo impresso em 3D para o

planeamento pré-operatório da cirurgia, em que foi utilizado um transplante ósseo alogénico para a cranioplastia (Bill et al., 1995). A impressão 3D também tornou possível planear e executar completamente a reconstrução cirúrgica de defeitos maxilomandibulares através de técnicas virtuais tridimensionais com carga protética imediata (van Steenberghe et al., 2005; Wang et al., 2018). Com base no diagnóstico, o médico realiza um planeamento cirúrgico implicitamente personalizado para cada caso, utilizando software 3D (van Steenberghe et al., 2005). Estas simulações anatómicas familiarizam o cirurgião com uma situação intraoperatória e ajudam-no a preparar os instrumentos e procedimentos necessários (Jacobs e Lin, 2017).

Tendo em conta os objectivos individuais do tratamento, pode ser fabricado um modelo simulado do resultado final do tratamento utilizando a impressão 3D. Isto ajuda o doente a compreender a estratégia cirúrgica e a visualizar o resultado do tratamento mesmo antes da execução da cirurgia (Wilde e Schramm, 2016). Assim, o fabrico aditivo permite ao médico obter os melhores resultados de tratamento e melhorar a aparência e a qualidade de vida dos doentes submetidos a cirurgia facial.
cirurgia. Um passo crucial no procedimento de planeamento e execução cirúrgicos digitais é a conceção de guias e modelos cirúrgicos para melhorar a precisão da operação. Estes baseiam-se nas informações obtidas por imagens de TC e análise de software de computador do defeito maxilomandibular (Hu Y. K. et al., 2017).

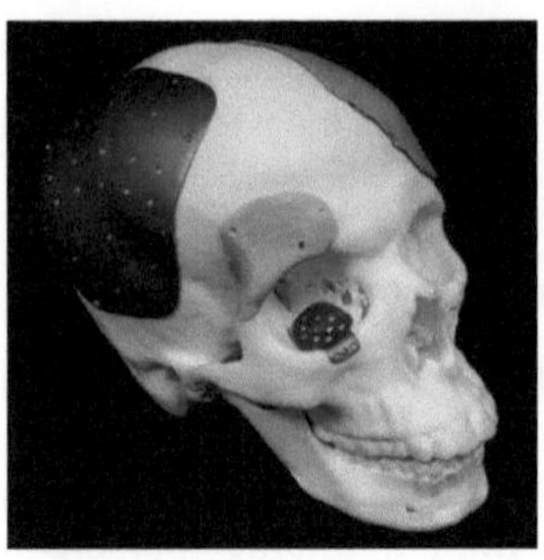

Cranioplastia e implantes de rebordo orbital em titânio ou PEEK ajustados a um modelo SLS impresso em 3D (Cortesia de www.cavendishimplants.com)

Através da utilização de vários pacotes de software comerciais, também é possível produzir um guia de perfuração ou corte cirúrgico digitalmente planeado e impresso. Foi demonstrado que apresenta menos defeitos, controlo de margens e compromissos ósseos. O plano virtual 3D é criado no ecrã para ser transferido para o local do operador. Assim, actua como uma interface entre o plano virtual e o paciente físico (Goodacre et al., 2017; Witjes et al., 2018).

A impressão 3D também é aplicada no domínio da cirurgia ortognática. Um problema que ocorre nesses procedimentos é a instabilidade do côndilo e da fossa da articulação temporomandibular, também conhecida como autorrotação. Essa instabilidade dificulta o correto posicionamento da maxila. Uma abordagem para resolver este problema é o chamado sistema de guia cirúrgico ortognático personalizado (POSG). O posicionamento dos elementos ósseos, dos furos para os parafusos e dos auxiliares cirúrgicos é pré-determinado pelo software utilizado e as placas de titânio personalizadas só podem ser colocadas

se os segmentos ósseos estiverem exatamente na posição correta (Li B. et al., 2017). Além disso, as placas de titânio específicas do paciente para fixação são fabricadas por uma impressora 3D (Philippe, 2013), proporcionando estabilidade à construção durante a operação (Polley e Figueroa, 2013).

Assim, com a ajuda de guias impressos em 3D, é garantida a colocação correta dos segmentos ósseos.

Abordagens educativas

Juntamente com a vasta aplicação clínica, a impressão 3D é a ferramenta definitiva para a educação e formação em cirurgia oral (Werz et al., 2018). Espera-se que, muito em breve, haja uma mudança de paradigma nos protocolos de formação e educação em todo o mundo. A impressão 3D oferece grandes oportunidades no campo da replicação da anatomia orofacial e da geometria complexa com a mais alta precisão que pode ser utilizada para treinar estudantes e profissionais para a realização de várias operações maxilofaciais (Lambrecht et al., 2009). Isto pode ser conseguido através da utilização de impressoras 3D topo de gama que permitem replicar os tecidos duros e moles numa única mandíbula de treino (Yusa et al., 2017). Estes modelos anatómicos impressos em 3D ampliados também podem ajudar a formar os estudantes na sua orientação espacial tridimensional e apoiar a comunicação entre o clínico e o paciente.

Assim, existe um forte potencial da impressão 3D na cirurgia oral e maxilofacial, não só do ponto de vista da investigação, mas também nas frentes clínica e educativa.

APLICAÇÕES EM PRÓTESE DENTÁRIA

A substituição de dentes perdidos sempre foi um campo de avanço progressivo na medicina dentária, remontando a tempos históricos em que materiais como madeira, pedra, ouro, prata e até mesmo dentes extraídos de cadáveres eram usados para substituir a dentição perdida e outras partes da mandíbula (Freedman, 2011). Tradicionalmente, utilizavam-se polímeros de silicone ou alginato para produzir impressões intra-orais e técnicas de moldagem por compressão ou injeção para fabricar próteses (Nogueira et al., 1999). Este processo é moroso, complicado e requer um técnico dentário altamente qualificado (Yuzbasioglu et al., 2014), especialmente no caso de pacientes com reflexo de vómito (Hacker et al., 2015), ressecção de tumores, lábios com cicatrizes após a ressecção de cancro (Kim et al., 2017), defeitos da articulação temporo-mandibular ou deformidades orais.

A investigação em curso baseada em materiais fabricados aditivamente utilizados para fabricar próteses removíveis e completas em prótese dentária tem mostrado resultados positivos até à data no que diz respeito às propriedades físicas e técnicas (Chen et al., 2015). Com o avanço progressivo do fluxo de trabalho digital, é possível imprimir diretamente estas próteses a partir de silicone, proporcionando uma estética aceitável e reduzindo, ao mesmo tempo, o número de consultas para o paciente (Unkovskiy et al., 2018). A bioimpressão através da produção de equivalentes de tecido oral pode ajudar a desenvolver novos modelos para avaliar a biocompatibilidade de novos materiais e, assim, otimizar a investigação e o desenvolvimento na ciência dos materiais.

Abordagens experimentais

Os materiais metálicos e à base de polímeros são comuns no fabrico aditivo de próteses e coroas dentárias, enquanto a utilização de cerâmica ainda não foi explorada (Ebert et al., 2009). Estudos in vitro publicados mostraram que as cerâmicas fabricadas por litografia, em que o objeto é impresso camada a camada, apresentam propriedades mecânicas comparáveis às das cerâmicas fresadas (Uçar et al., 2018). No entanto, o processo de fabrico, a resistência e a tenacidade à fratura são áreas que requerem mais investigação. A maioria das técnicas de impressão 3D utilizadas atualmente, como a sinterização selectiva a laser, a fusão selectiva a laser ou a estereolitografia, resultam geralmente em estruturas porosas, enquanto a impressão a jato de tinta permite a produção de estruturas complexas e densas semelhantes à cerâmica (Ebert et al., 2009). Para melhorar as propriedades mecânicas da cerâmica e aumentar a sua homogeneidade, a porosidade deve ser erradicada, resultando numa estrutura mais densa e compacta (Uçar et al., 2018). É necessária mais investigação para alcançar o estado da arte em cerâmicas fabricadas por impressão 3D.

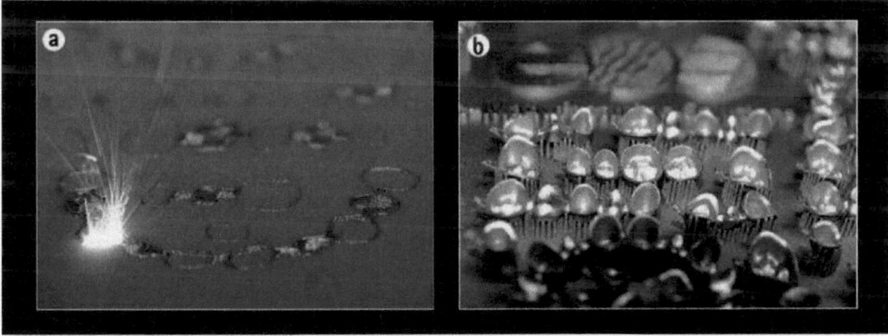

Fabrico 3D de copings de coroas metálicas. (a) Sinterização selectiva a laser em curso. (b) Coifas impressas em liga de cromo-cobalto presas à plataforma de construção por uma estrutura de suporte. (Imagens cortesia da EOS, GmbH)

Abordagens clínicas

Com a introdução da digitalização intra-oral e da impressão 3D, o fabrico de próteses tornou-se um procedimento mais fácil para o paciente (Hu F. et al.,

2017). Relatos de casos publicados indicam que agora é possível fabricar com sucesso próteses parciais removíveis para pacientes com abertura bucal reduzida ou contraturas labiais (Kim et al., 2017). As próteses fixas e amovíveis fabricadas por impressão 3D são clinicamente aceitáveis e têm propriedades físicas comparáveis às próteses convencionais.

próteses fabricadas (Gan et al., 2018). Estudos demonstraram que a impressão 3D pode ser utilizada com sucesso para próteses de implantes metálicos utilizando a fusão selectiva a laser e o feixe de electrões

fusão (Revilla León et al., 2017). Esta tecnologia de ponta pode ser utilizada para reduzir o trabalho tedioso de um técnico dentário e fornecer uma estrutura mais precisa em comparação com a estrutura convencional. As coroas metálicas e as restaurações provisórias de resina mostraram uma precisão e um ajuste marginal comparáveis em relação às restaurações fresadas (Alharbi et al., 2017). Assim, vemos que o fabrico aditivo tem um papel promissor a desempenhar na prótese dentária, especialmente em pacientes com deficiências faciais ou reflexos de vómito.

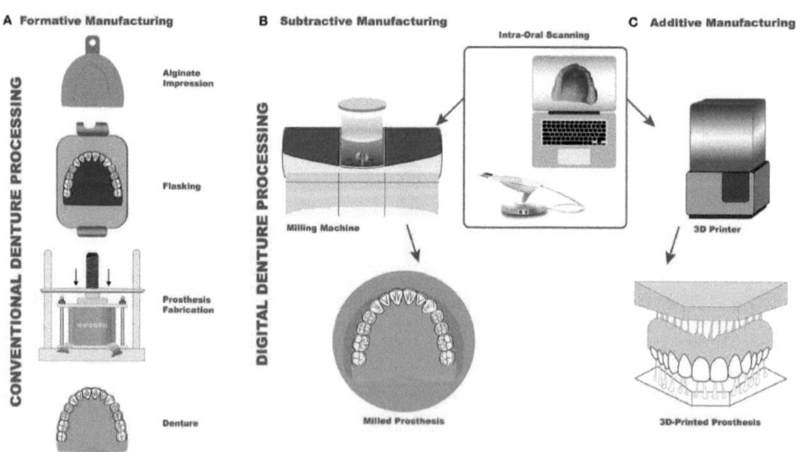

Abordagens de fabrico de próteses convencionais e digitais. Abordagem convencional para o fabrico de próteses por moldagem de alginato e método de frasco (A, fabrico formativo). Abordagem digital com moldagem baseada em digitalização intra-oral; fabrico da prótese por CAD/CAM (B, fabrico subtrativo) ou impressora 3D (C, fabrico aditivo).

Nos últimos anos, tem-se verificado uma mudança exemplar na formação de estudantes e profissionais de medicina dentária em tipodontes de plástico idealistas para modelos impressos em 3D mais reais, baseados em dados obtidos por digitalizações intra-orais de pacientes (Hugger et al., 2011). Este conceito tem sido utilizado na prótese dentária para formar dentistas em modelos personalizados baseados em pacientes reais para a preparação de facetas e coroas, uma vez que na boca os dentes estão normalmente rodados e torcidos ou contêm obturações, o que torna a preparação de pontes e coroas mais desafiante (Kröger et al., 2017). A técnica de impressão a jato de tinta foi utilizada com sucesso para criar modelos com diferentes níveis de dureza, replicando o esmalte saudável, a dentina e a cárie, para que os formandos experimentem a propriocepção de trabalhar num dente real (Schweiger et al., 2016).

APLICAÇÕES EM ORTODONTIA

A impressão 3D reformou a era da medicina de precisão, fornecendo instalações personalizadas, eficientes, altamente precisas e reproduzíveis no campo da odontologia, incluindo a ortodontia (Jheon et al., 2017). Há vários anos, Normando et al. introduziram a ideia de utilizar digitalizações faciais 3D e impressão 3D para imprimir não só as arcadas dentárias anatomicamente corretas e precisas dos pacientes, mas também os brackets ortodônticos (Normando, 2014). Como resultado, os ajustes específicos do paciente em termos de angulação, flexão e seleção de material durante o fabrico de brackets são
possível (Krey et al., 2016). Com a ajuda desta técnica assistida por computador, é agora possível apresentar virtualmente as alterações causadas pelos aparelhos com antecedência (Jheon et al., 2017).

Abordagens experimentais

Na biomedicina, a compreensão fundamental do crescimento da cartilagem e da biologia óssea está atualmente a ser testada em modelos animais para modificar o crescimento mandibular e modular o movimento dentário, respetivamente. Algumas destas descobertas acabarão por conduzir a aplicações clínicas em ortodontia para modificar o crescimento, acelerar o movimento dentário ortodôntico e melhorar a ancoragem ou retenção dos dentes (Jheon et al., 2017). Estudos publicados recentemente usaram os dados de TC de um paciente ortodôntico adolescente durante um período de 1 ano para imprimir modelos 3D da mandíbula usando um software de imagens médicas. Os dados obtidos foram analisados quanto ao crescimento mandibular (Reynolds et al., 2011). Os resultados destes estudos estavam de acordo com os estudos de marcadores cadavéricos e implantáveis humanos efectuados no passado (Björk e Skieller, 1983).

Isto ajudará os cirurgiões pediátricos na realização de cirurgias craniofaciais, os ortodontistas na compreensão do padrão de crescimento e na autenticação de modelos teóricos de crescimento (Reynolds et al., 2011). A bioimpressão de estruturas complexas semelhantes a tecidos orais pode ajudar a revelar as respostas biológicas às forças induzidas pelos tratamentos ortodônticos. Assim, estes modelos podem servir como alternativas às experiências em animais que são atualmente utilizadas (Liu et al., 2017; Seifi et al., 2017).

Abordagens clínicas

Até à data, a impressão 3D em ortodontia é utilizada principalmente para a produção de alinhadores ortodônticos para a correção de dentes desalinhados. Estes alinhadores podem ser removidos a qualquer altura pelo paciente e, na maioria dos casos, são usados apenas à noite (Dodziuk, 2016). Salmi et al. descreveram a possibilidade de um método de fabrico rápido de ferramentas para a produção de talas reguladoras personalizadas e amovíveis, designadas por alinhadores. Estes alinhadores ortodônticos podem ser utilizados em pacientes com um ligeiro mau posicionamento dos dentes ou após tratamento ortodôntico fixo (Salmi et al., 2012). Através de um software informático, os dentes são colocados digitalmente na posição pretendida. Após a apresentação do modelo 3D, é criado o molde de fundição específico para o paciente. O molde é impresso usando o método de estereolitografia, onde o produto é construído camada por camada durante o processo de impressão. A partir do molde acabado, o alinhador ortodôntico é então moldado com silicone (Martorelli et al., 2013).

Foi também descrita a utilização da impressão 3D no fabrico de talas para um paciente com disfunções da articulação temporomandibular (ATM) (Salmi et al., 2013). A ocorrência de ATM em adultos situa-se entre 25 e 50% e os pacientes são mais susceptíveis de sofrer de más oclusões, tais como mordidas cruzadas (Carlsson, 1999). Estas más oclusões causam sinais de desgaste excessivo dos dentes, acompanhados de dor nos músculos mastigatórios. Devido à elevada prevalência destes desalinhamentos na dentição, é necessário continuar a investigação e melhorar a produção de talas

é desejável (Carlsson et al., 2004). A utilização da tecnologia de prototipagem rápida permite melhorar a tensão dos músculos mastigatórios. Além disso, esta abordagem poupa tempo e dinheiro e aumenta a precisão, reduzindo o número de passos manuais ao longo do processo (Salmi et al., 2013). Sabe-se que o tratamento ortodôntico fixo é um procedimento demorado e caro. Minimizar o tempo de tratamento e o número de consultas não é apenas favorável para o paciente, mas também evita a desmineralização dentária e a reabsorção radicular (Abella et al., 2018). Estas novas abordagens encorajam o fabrico de brackets impressos em 3D, que são o ponto de contacto entre o fio e os dentes na ortodontia fixa.

Ao planear digitalmente o movimento dentário, desenhar os brackets adaptados à superfície individual do dente e posicioná-los com precisão usando guias impressas em 3D (Creekmore e Kunik, 1993), é possível alcançar os resultados desejados do tratamento com a expedição de todo o procedimento. Além disso, a impressão de guias para a colocação de dispositivos de ancoragem temporária ou guias de ligação indireta para o posicionamento correto dos brackets pode desempenhar um papel importante na ortodontia no futuro. Além disso, dispositivos ortodônticos auxiliares, como Herbst, Andresen e aparelhos para apneia do sono, podem ser fabricados pela tecnologia CAD/CAM, levando a um excelente ajuste intraoral (Farronato et al., 2011; Al Mortadi et al., 2012). Embora os estudos clínicos tenham apresentado a satisfação dos pacientes com esta técnica, é necessário mais trabalho de base no que respeita à estabilidade e ao design confortável dos brackets ortodônticos impressos em 3D.

Abordagens educativas

A importância da documentação 3D nos distúrbios ortodônticos e craniofaciais tem sido endossada desde a última década Os modelos de gesso foram agora substituídos por informações e dados digitais (Rischen et al., 2013). Isto não só resolve os problemas de armazenamento em massa frequentemente enfrentados pelos ortodontistas, mas também abre um novo horizonte de educação e investigação. Salvando o paciente da exposição repetida à radiação ionizante, os modelos impressos em 3D foram utilizados para estabelecer novos teoremas e relações entre a área alveolar e a necessidade de extração (Konvalinkova et al., 2018). No futuro, será possível usar modelos dentários fabricados aditivamente em pacientes reais com base em exames intraorais ou tomografia computadorizada de feixe cónico (CBCT) para treinar ortodontia fixa e removível para estudantes de medicina dentária.

APLICAÇÕES EM ENDODONTIA

Como visto nos campos da odontologia acima descritos, a impressão 3D também criou um nicho prolífico na disciplina endodôntica (Anderson et al., 2018). A mudança de paradigma do fluxo de trabalho manual para o digital na endodontia deu origem a uma racionalização incomparável do procedimento, maior precisão e exatidão, melhorando o conforto do paciente, um avanço na endodontia regenerativa e o avanço das competências do operador através da formação e educação (Shah e Chong, 2018).

Abordagens experimentais

O fabrico aditivo invadiu o campo da endodontia regenerativa experimental pela sua capacidade de preservar o dente natural em vez de o substituir por cirurgia protética (Murray et al., 2007). O princípio da impressão 3D pode ser aplicado para fornecer células estaminais, estruturas pulpares, fosfatos de cálcio injectáveis, factores de crescimento e para terapia genética na endodontia (Murray et al., 2007). Vários tipos de cimentos de fosfato de cálcio foram desenvolvidos por impressão 3D para formar estruturas porosas para regeneração do complexo polpa-dentina (Xu et al., 2017). A investigação demonstrou que a aplicação de policaprolactona impressa em 3D revestida com plasma rico em plaquetas liofilizado às células da polpa dentária tem uma atividade osteogénica melhorada in vitro (Li J. et al., 2017). Também foi gerado tecido semelhante a um dente com forma anatómica utilizando scaffolds de poliepsilon-caprolactona e hidroxiapatite impressos em 3D (Kim et al., 2010). Além disso, foram desenvolvidas abordagens de bioimpressão utilizando biónica derivada da dentina. Para abordagens sem andaimes, foram desenvolvidos

Os esferóides derivados de células da polpa têm mostrado resultados promissores para estratégias regenerativas (Xiao e Tsutsui, 2013; Dissanayaka et al., 2014, 2015; Neunzehn et al., 2014; Janji'c et al., 2018).

Abordagens clínicas

Clinicamente, o fabrico aditivo em endodontia encontra aplicação na apicoectomia guiada e na preparação da cavidade de acesso endodôntico. Estudos publicados demonstraram a eficácia e as vantagens da preparação da cavidade de acesso guiada em relação à convencional. As guias impressas em 3D podem ser uma ajuda útil para economizar tempo em casos de canais calcificados e periodontite apical (Connert et al., 2018). Os procedimentos endodônticos são bastante desafiadores em dentes com anomalias na anatomia do canal radicular, tornando a preparação da cavidade de acesso, a desinfeção e a obturação um procedimento difícil (Byun et al., 2015). Relatos de casos publicados mostraram o papel potencial da impressão 3D neste campo, fazendo modelos de dentes fabricados aditivamente com estruturas internas do canal radicular que podem ser usados como base para imprimir um guia para o tratamento endodôntico de tais casos desafiadores (Byun et al., 2015). Para além disso, esta técnica pode ser aplicada a molares com anatomias complexas do canal radicular, uma vez que a radiografia apenas fornece informação 2D do canal radicular, obliterando frequentemente os canais acessórios e laterais (Rodrigues et al., 2016).

Abordagens educativas

O fabrico aditivo tem um papel importante na formação e educação em endodontia. Tem havido uma tendência crescente em muitas escolas de medicina dentária em todo o mundo para a substituição de dentes tipodontes que são conhecidos por terem anatomias idealistas do canal radicular por modelos de dentes impressos em 3D, com base em imagens tomográficas computadorizadas de dentes extraídos com estrutura anatómica mais realista do canal radicular (Byun et al., 2015). Os modelos impressos em 3D e o software informático, como os simuladores hápticos, ajudam no desenvolvimento de competências endodônticas, fornecendo propriocepção visual, acústica e tátil ao utilizador. Estruturas anatómicas críticas, como nervos e vasos sanguíneos ou osso cortical espesso que cobre os ápices radiculares, conduzem frequentemente a erros de procedimento, pelo que estes modelos podem servir como uma bênção para preparar o cirurgião para situações desafiantes (Shah e Chong, 2018).

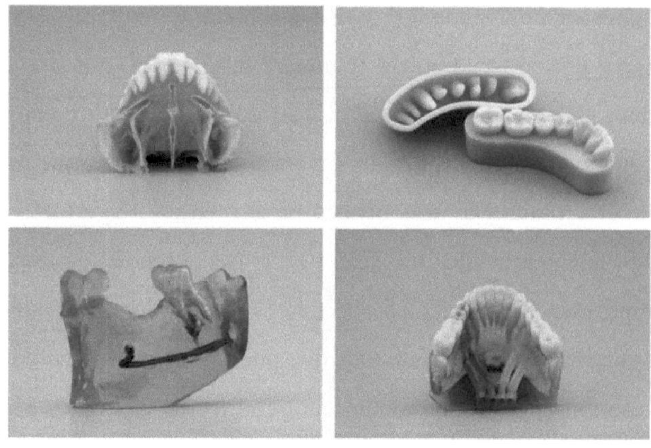

Aplicações de impressão 3D da Residência de Endodontia: (a) Modelo cirúrgico utilizado para planeamento e simulação de tratamento pré-cirúrgico.
(b) Modelos de instrução. (c) Modelo em grande escala de lesão periapical adjacente ao canal mandibular.
(d) Regenerativo
modelo de endodontia com ápices abertos e portas para simulação de hemorragia apical.

Assim, vemos que a impressão 3D tem um papel muito promissor e um futuro avanço na endodontia cirúrgica e não cirúrgica.

ENDODONTIA MICRO-GUIADA:

A calcificação do canal pulpar está geralmente associada a lesões de luxação após trauma dentário (Andreasen et al. 1987, Oginni et al. 2009). No entanto, também pode ocorrer como uma resposta pulpar a lesões cariosas (Sayegh & Reed 1968), restaurações coronais (Fleig et al. 2017) e após procedimentos de terapia pulpar vital (Agamy et al. 2004). Além disso, a aposição de dentina secundária ao longo do tempo também pode levar a uma calcificação grave do sistema de canais radiculares em pacientes idosos (Johnstone & Parashos 2015, Kiefner et al. 2017). Além disso, a calcificação do canal pulpar pode surgir como um efeito adverso das forças ortodônticas, que demonstraram interferir com o fornecimento de sangue pulpar (Delivanis & Sauer 1982, Brodin et al. 1996).

Há consenso de que o tratamento de canal radicular só é indicado em casos de pulpite irreversível ou periodontite apical, que são encontrados em 1% a 27% dos dentes com calcificação do canal pulpar (Holcomb & Gregory 1967, Andreasen 1970, Stalhane & Hedegard 1975, Jacobsen & Kerekes 1977, Andreasen et al. 1987, Robertson et al. 1996, Oginni et al. 2009, McCabe & Dummer 2012). A literatura sobre o tratamento desses dentes é escassa. A procura de canais radiculares calcificados é um desafio e está associada a um aumento da taxa de insucesso técnico e a um prognóstico reduzido (Cvek et al. 1982, American Association of Endodontists 2006).

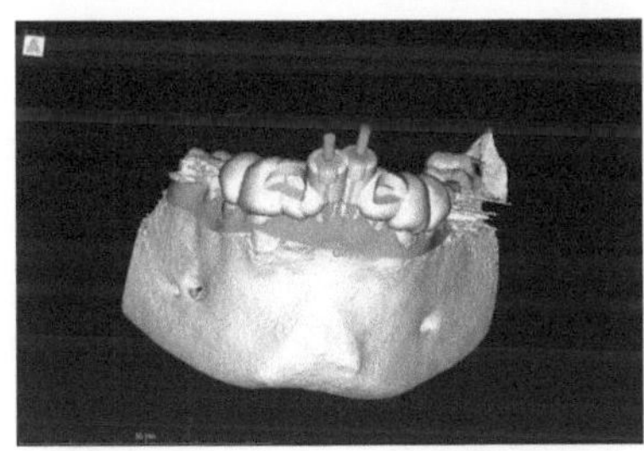

Conceção do modelo para fins de orientação.

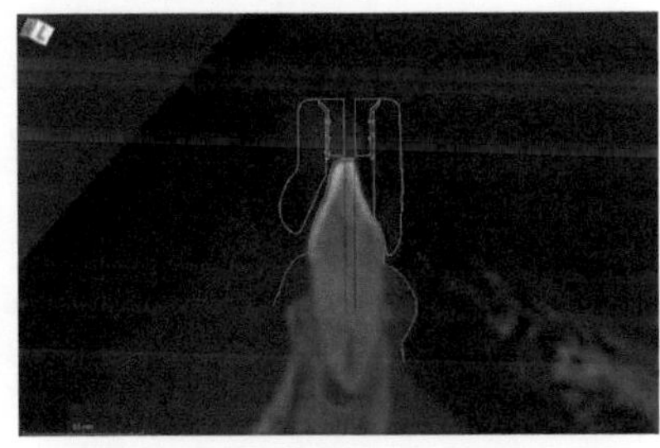

Planeamento virtual da cavidade de acesso minimamente invasiva. A cópia virtual da broca é colocada de forma a que a ponta toque na parte radiograficamente visível do canal radicular calcificado.

Recentemente, foi introduzido um novo método para o tratamento de dentes calcificados e pathosis periapical chamado "Endodontia guiada" (Krastl et al. 2016, Zehnder et al. 2016). Com a ajuda de um software especial (coDiagnostixTM, Dental Wings Inc., Montreal, Canadá), o alinhamento com uma CBCT e um exame de superfície permite o planeamento virtual de uma cavidade de acesso ideal. Posteriormente, pode ser produzido um modelo através de uma impressora 3D. Este modelo guia uma broca minimamente invasiva para o canal radicular calcificado. Um estudo ex vivo ilustrou a elevada precisão desta técnica (Zehnder et al. 2016), que já foi utilizada com sucesso em pacientes (Krastl et al. 2016). As brocas utilizadas tinham um diâmetro de 1,5 mm e não são adequadas para o tratamento de incisivos mandibulares de menor tamanho. Assim, foram miniaturizados instrumentos para facilitar a Endodontia Microguiada em dentes com raízes finas, como os incisivos mandibulares.

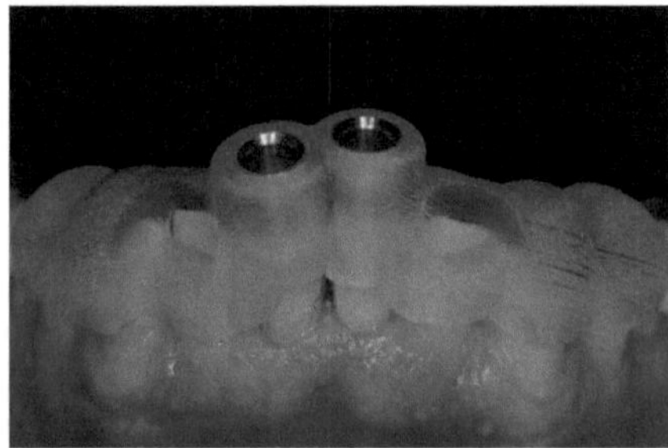

Modelo bem ajustado na posição correta.

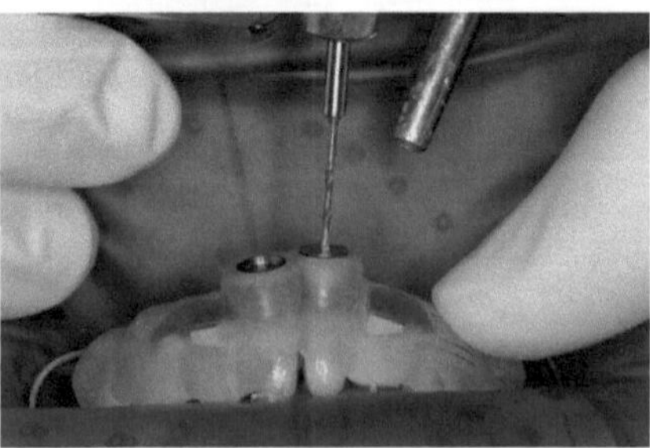

O acesso ao canal radicular calcificado é obtido utilizando a técnica de "Endodontia guiada".

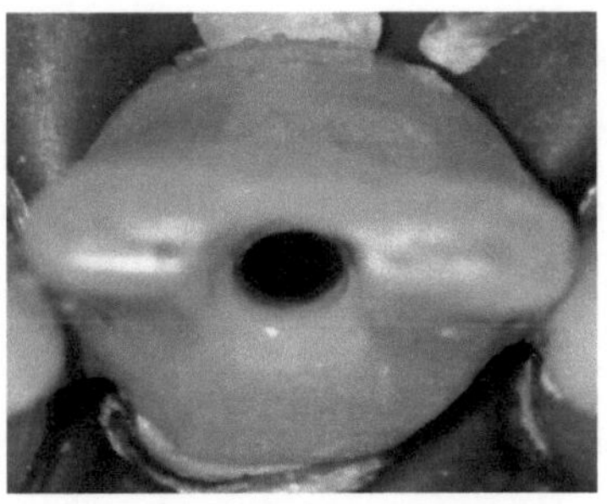

Com esta técnica é possível uma cavidade de acesso minimamente invasiva.

Num artigo e numa série de casos, van der Meer et al. (2016a) adquiriram impressões digitais e exames de CBCT; o software CAD fundiu ficheiros de impressões digitais com dados DICOM de CBCT para formar um ficheiro STL contendo a arquitetura óssea para dentes em incisivos superiores afectados pela obliteração do canal pulpar. As guias de acesso foram impressas e utilizadas para direcionar as brocas para espaços do canal que, de outra forma, seriam difíceis de alcançar sem perfuração. Da mesma forma, os relatos de casos que descrevem a utilização de guias impressas em 3D para aceder a um incisivo maxilar obliterado (Krastl et al. 2016), um molar mandibular (Shi et al. 2017), um dens evaginatus tipo V (Mena-_Alvarez et al. 2017) e incisivos mandibulares obliterados (Connert et al. 2018) apoiam a utilidade clínica da técnica. Em investigações ex vivo da exatidão, Buchgreitz et al. (2016), Zehnder et al. (2016) e Connert et al. (2017) avaliaram as preparações de acesso guiado por stent sobrepondo uma CBCT pós-acesso a um acesso pré-operatório concebido. Buchgreitz et al. (2016) verificaram que o desvio médio das cavidades de acesso era inferior ao limiar de 0,7 mm definido pelo raio da broca mais o raio do canal radicular. Zehnder et al. (2016) e Connert et al. (2017) também encontraram pequenos desvios do acesso pretendido (0,12-0,34 mm na ponta da broca) e um desvio angular médio inferior a 2°. Estas investigações sugerem que os guias de acesso impressos em 3D representam um meio eficiente e seguro de abordar cenários endodônticos desafiadores, permitindo tanto o desbridamento quimiomecânico quanto a conservação da estrutura dentária. O tratamento de dentes com obliteração do canal pulpar, mau posicionamento ou restaurações extensas pode ser mais eficaz com guias de acesso direcionados. É necessária mais investigação clínica nesta área.

AUTOTRANSPLANTE

O sucesso do autotransplante requer a preservação das células do ligamento periodontal (PDL) e a adaptação adequada do dente transplantado ao local recetor (Tsukiboshi 2002, Verweij et al. 2017b). O tempo extra-oral e o trauma no PDL durante o procedimento influenciam profundamente os resultados (Tsukiboshi 2002, Verweij et al. 2017b). Os métodos convencionais utilizam o dente transplantado como modelo para a preparação do local do recetor, exigindo frequentemente várias tentativas de "encaixe" com ajustes no osso alveolar que aumentam o tempo extra-oral e o risco de danos no PDL (Tsukiboshi 2002, Kim et al. 2005, Strbac et al. 2016, Verweij et al. 2017b). Tsukiboshi (2002) descreveu a imprevisibilidade do autotransplante no seu artigo clássico: As palavras associadas ao transplante de dentes são "pessimismo e tragédia" para alguns dentistas, mas "esperança e prazer" para outros". Medidas que melhorem os resultados do autotransplante podem aumentar a utilidade e a aceitação deste procedimento que salva dentes.

Em dois estudos prospectivos iniciais na Faculdade de Medicina Dentária da Universidade de Yonsei (Seul, Coreia), foi utilizada a prototipagem rápida assistida por computador (CARP) para imprimir réplicas de dentes, de modo a que a manipulação dos locais ósseos receptores pudesse ser concluída antes da extração dos dentes transplantados, sem danos no PDL resultantes da inserção e remoção repetidas (Lee et al. 2001, Lee & Kim 2012).

Numerosos relatos de casos adicionais, estudos clínicos e modelos in vitro fornecem evidências de que o CARP pré-operatório de dentes transplantados diminui o tempo extra-oral e melhora os resultados (Honda et al. 2010, Keightley et al. 2010, Shahbazian et al. 2010, 2012, Pang et al. 2011, Park et al. 2012, 2013, 2014, Cross et al. 2013, Jang et al. 2013, Lee et al. 2014, Vandekar et al. 2015, Anssari Moin et al. 2016, 2017, Khalil et al. 2016, van der Meer et al. 2016b, Cousley et al. 2017, Kim et al. 2017, Verweij et al. 2017a). Num relatório de caso, Strbac et al. (2016)
descreveram o autotransplante de pré-molares imaturos num cenário de avulsão do incisivo superior, utilizando um fluxo de trabalho completamente digital. Os autores utilizaram o CAD para selecionar os dentes dadores adequados com base nas dimensões e na fase de desenvolvimento da raiz. Os dentes protótipos foram modificados para acomodar as dimensões da bainha epitelial da raiz de Hertwig e para minimizar os danos à papila apical. Os dentes protótipos modificados em CAD foram virtualmente auto-transplantados para os locais doadores para criar guias de osteotomia sucessivamente maiores que permitiram uma fase cirúrgica mais precisa e eficiente.

Numa prova de conceito, Anssari Moin et al. (2016) utilizaram CAD para imprimir instrumentos cirúrgicos personalizados que acomodam o dente transplantado, conseguindo um desvio apical inferior a 1 mm da posição final planeada do dente numa mandíbula humana. Uma revisão sistemática de Verweij et al. (2017b) encontrou uma taxa de sucesso global de 80-91% quando a prototipagem rápida foi aplicada, atribuindo o sucesso à preparação do local recetor antes da extração do dente transplantado, em alguns casos permitindo um tempo extra-oral inferior a 1 min. Num caso multidisciplinar, o sucesso do autotransplante do dente 21 para o local do dente 9 foi possível graças ao CARP. Estudos futuros poderão esclarecer melhor o impacto dos resultados do CARP antes do autotransplante.

APLICAÇÕES EM PERIODONTIA

Outra área da medicina dentária em que a impressão 3D é utilizada é a periodontologia, com destaque para a periodontologia regenerativa na investigação e guias impressos em 3D para a correção estética da gengiva. O periodonto é um sistema de tecido complexo que consiste em vários componentes como osso, gengiva e cemento. Cada tecido tem propriedades diferentes e a regeneração dos tecidos na cavidade oral é controlada por vários tipos de células, mecanismos de sinalização e interações.

Abordagens experimentais

O termo biofabricação aditiva, que significa a aplicação da impressão 3D (Hoang et al., 2016) no fabrico de estruturas impressas em 3D para apoiar a regeneração de tecidos num defeito (Hung et al., 2016), é popularmente utilizado em periodontia. A perda de osso e de tecido acompanha a periodontite e o conceito subjacente à utilização desta tecnologia é restaurar o tecido periodontal reabsorvido e o osso

deficiências, fornecendo ao tecido circundante factores de crescimento, células geneticamente modificadas ou proteínas bioactivas durante um determinado período de tempo (Larsson et al., 2016). No entanto, danos no tecido periodontal também podem levar a dificuldades na colocação do implante ou causar a perda do implante, uma vez que o tecido remanescente não fornece suporte suficiente para a osseointegração. Mais uma vez, a impressão 3D encontra a sua aplicação no procedimento denominado regeneração tecidular guiada. O princípio da regeneração controlada de tecidos consiste em evitar o crescimento de tecidos de regeneração rápida, como o epitélio oral, no defeito e, ao mesmo tempo, dar espaço ao tecido ósseo de crescimento lento para regeneração (Carter et al., 2017). Estão a ser efectuados avanços na estrutura da membrana impressa em 3D, melhorando a sua integridade e função na cavidade oral, tornando-a mais resistente às forças oclusais (Bottino et al., 2017).

Várias técnicas de impressão 3D são aplicadas na regeneração de tecidos com base nos requisitos da área do defeito. Uma tomografia computorizada do defeito num doente serve de modelo para a criação de objectos 3D. Com base na imagem de TC, um molde de cera impresso é concebido para a produção de um andaime que pode ser utilizado para melhorar a imigração de células do ligamento periodontal, que são responsáveis pela ligação do cemento dentário e da raiz do dente (Pilipchuk et al., 2016). Foi demonstrada uma melhor regeneração do tecido alveolar utilizando scaffolds de policaprolactona (PCL) 3D (Li J. et al., 2017). Com a invenção de scaffolds bifásicos impressos em 3D, é agora possível utilizar e orientar vários tipos de células periodontais durante o processo de cicatrização. Em investigações in vivo em ratos, foi observado que as estruturas bifásicas têm vantagens sobre os andaimes que são produzidos sem a especificação exacta de um molde impresso. O método utilizado proporcionou uma orientação previsível, melhorou a organização do ligamento periodontal e controlou a infiltração de tecido. Foram relatados casos clínicos complexos em que foram aplicados scaffolds impressos em 3D individualizados para regeneração periodontal (Rasperini et al., 2015). Estudos sobre bioimpressão de células periodontais em hidrogéis comprovaram a viabilidade da tecnologia in vitro (Ma et al., 2015; Xu e Hu, 2017). No entanto, para além das estratégias de engenharia de tecidos, a tecnologia também pode ser aplicada para outros fins. A bioimpressão de matrizes 3D de hidrogéis carregados com células estaminais periodontais foi utilizada como modelo in vitro para avaliar o impacto da matriz extracelular. Modelos in vitro complexos semelhantes podem ser desenvolvidos como ensaios de rastreio de novos alvos para a regeneração periodontal e a otimização de biomateriais (Xu e Hu, 2017).

Também as abordagens de bioimpressão sem andaimes parecem viáveis, uma vez que foram gerados com êxito esferóides (Janji'c et al., 2017; Kurzmann et al., 2017) e microtecidos mais complexos (Janji'c et al., 2017) a partir de células do ligamento periodontal e gengivais. Foi proposta a aplicação desses blocos de construção auto-montados para a regeneração periodontal (Yang et al., 2010; Berahim et al., 2011).

Abordagens clínicas

Clinicamente, a impressão 3D ganhou popularidade em cirurgias estéticas gengivais na região anterior da cavidade oral (Li Z. et al., 2017). Guias cirúrgicos específicos para cada paciente são impressos e utilizados para procedimentos de gengivectomia e desenho de sorrisos. Estes modelos são conhecidos pela sua exatidão, personalização e precisão. Os modelos educativos e de formação baseados em exames tomográficos computorizados de pacientes estão a ser cada vez mais desenvolvidos para a aquisição de melhores competências cirúrgicas (Werz et al., 2018). Através do uso de produtos individualizados, podem ser criadas vantagens sobre os métodos convencionais na área de regeneração de tecidos periodontais e cirurgias.

Abordagens educativas

O fabrico aditivo também incentiva a impressão de modelos de pacientes com defeitos estéticos gengivais para serem treinados utilizando estes modelos e evitando erros de procedimento (Li Z. et al., 2017).

BIOIMPRESSÃO 3D PARA O FABRICO DE TECIDOS E ÓRGÃOS

Introdução

A engenharia de tecidos surgiu como uma solução promissora para a procura não satisfeita de tecidos e órgãos para a medicina regenerativa e a investigação farmacêutica. A engenharia de tecidos utiliza uma combinação de células, biomateriais e tecnologias de engenharia para fabricar construções biológicas que imitam e melhoram as funções dos seus homólogos no corpo humano. O conceito e o âmbito de aplicação expandiram-se significativamente nas últimas décadas, conduzindo a aplicações generalizadas, como a regeneração de tecidos danificados *in vivo* que estão para além da capacidade de auto-reparação no sentido convencional, bem como a construção de modelos *in vitro* para compreender os comportamentos celulares e efetuar o rastreio de medicamentos utilizando plataformas microfluídicas de órgãos num chip, entre muitas outras. Embora a engenharia de vários tecidos pouco vascularizados, como a córnea, seja menos complicada, o fabrico da maioria dos outros tecidos depende de uma elevada densidade de vários tipos de células para conseguir recapitular totalmente as funções ao nível do tecido/órgão.

Foi desenvolvida uma variedade de estratégias de engenharia de tecidos para enfrentar os desafios da regeneração ou modelação de tecidos altamente complexos e funcionais. A metodologia convencional utiliza andaimes como matrizes para carregar células. Estas estruturas podem ser fabricadas a partir de polímeros de origem natural, como a gelatina, o colagénio, o ácido hialurónico e o alginato, ou de polímeros sintéticos, como a poli(ϵ-caprolactona) (PCL), o poli(ácido lático) (PLA), o poli(ácido glicólico) (PGA) e o poli(ácido lático-co-glicólico) (PLGA). Os suportes servem de modelos tridimensionais (3D) que permitem que as células se fixem, proliferem e se expandam ao longo de toda a estrutura antes de desenvolverem a sua própria matriz extracelular (ECM), o que acaba por conduzir à geração de enxertos maduros carregados de células com propriedades comparáveis às dos seus homólogos nativos.

Os estudos demonstraram que os fenótipos das células semeadas podem ser regulados nos suportes através da aplicação de uma combinação de diferentes estímulos biológicos e físicos, incluindo factores de crescimento, tensões de cisalhamento, bem como sinais eléctricos e mecânicos. No entanto, estas abordagens convencionais baseadas em suportes têm limitações, incluindo a incapacidade intrínseca de imitar as microestruturas complexas dos tecidos biológicos. Em particular, é amplamente reconhecido que as actividades e funções fisiologicamente relevantes dos órgãos dependem criticamente das suas microarquitecturas, tais como os capilares do sistema nefrónico dos rins, os lóbulos hepáticos dos fígados e as fibras cardíacas alinhadas do miocárdio.

Em alternativa, a metodologia modular de engenharia de tecidos tem como objetivo imitar as caraterísticas microestruturais dos tecidos e órgãos nativos. Nesta abordagem, a arquitetura complexa de uma construção de tecido é dividida em blocos de construção funcionais básicos, que podem ser posteriormente montados unidade a unidade em estruturas biomiméticas maiores. Uma vantagem distintiva da abordagem modular reside na sua capacidade de produzir com precisão caraterísticas estruturais microscópicas, permitindo a montagem subsequente de uma forma controlada.

Entre as diferentes abordagens, a tecnologia de bioimpressão 3D recentemente desenvolvida promete colmatar a divergência entre as construções de tecidos artificiais e os tecidos nativos. Acredita-se que a bioimpressão 3D oferece uma versatilidade e uma capacidade sem precedentes para fornecer células e biomateriais com um controlo preciso da distribuição espacial. Como resultado, é possível recriar construções artificiais com caraterísticas precisas, detalhadas ou mesmo personalizadas que imitam a forma, a estrutura, a arquitetura e, por conseguinte, a função dos tecidos e órgãos-alvo. Em geral, as actuais tecnologias de bioimpressão 3D podem ser divididas em fabrico indireto e direto. A bioimpressão 3D indireta cria primeiro moldes de sacrifício negativos, seguidos de moldagem com o biomaterial positivo pretendido e, em seguida, remoção selectiva dos moldes. As técnicas diretas de bioimpressão 3D, por outro lado, geram estruturas 3D ponto a ponto e/ou camada a camada, o que oferece a possibilidade de depositar múltiplos tipos de células e/ou biomateriais para obter construções de tecidos com melhor reprodutibilidade e heterogeneidade para imitar os sistemas *in vivo*.

Nesta revisão, descrevemos brevemente os progressos recentes da tecnologia de bioimpressão 3D e as bio-tintas associadas adequadas ao processo de impressão. Em seguida, centramo-nos nas aplicações desta tecnologia versátil, no fabrico de construções biomiméticas de vários tecidos e órgãos representativos que têm sido amplamente explorados para a deposição de células vivas, incluindo vasos sanguíneos, coração, fígado e cartilagem, em grande parte devido aos desafios únicos associados à construção destas estruturas biológicas altamente complexas utilizando abordagens convencionais de engenharia de tecidos.

Das plantas aos enxertos

Normalmente, a bioimpressão 3D começa com um processo assistido por computador para depositar biomateriais biologicamente relevantes e células vivas numa determinada configuração, a fim de produzir uma estrutura biológica 3D definida. O processo geral contém três etapas: i) pré-processamento para a aquisição de um modelo 3D de desenho assistido por computador (CAD) do tecido a ser projetado; ii) processamento através da deposição automatizada de células e/ou biomateriais de interesse; e iii) pós-processamento envolvendo a maturação de construções carregadas de células para reforçar o desenvolvimento das construções de tecido desejadas. Muitas tecnologias actuais de imagiologia e diagnóstico, como a ressonância magnética (MRI) e a tomografia computorizada (CT), foram exploradas para obter informações sobre os tecidos-alvo e obter as "plantas" CAD dos enxertos. Os modelos CAD 3D podem ser subsequentemente segregados em cortes horizontais 2D para fornecer instruções à bioimpressora e dirigir a deposição camada a camada dos elementos biológicos. Para além de um software adequado que coordena a deposição, o outro componente-chave de um sistema de bioimpressão inclui a tinta biológica, que se refere aos biomateriais (carregados de células) utilizados como tinta para as bioimpressoras.

Seleção de bio-tintas

A seleção de biomateriais adequados como bio-tintas é um passo fundamental para o êxito da bioimpressão. As biotintas baseadas em biomateriais sintéticos e de origem natural foram desenvolvidas para proporcionar um espetro de propriedades, como a biocompatibilidade e os activos físicos adequados, a fim de garantir a capacidade de impressão e a funcionalidade a longo prazo após a deposição. Por exemplo, a viscosidade da tinta biológica é um parâmetro reológico importante para determinar a flexibilidade na deposição de estruturas independentes e a manutenção da integridade arquitetónica imediatamente após a bioimpressão. Os biomateriais de diluição do cisalhamento, como os baseados em Pluronic, gelatina, polietilenoglicol (PEG), ou as suas combinações com outros hidrogéis, são frequentemente utilizados como biotintas, que possuem um comportamento líquido sob elevada tensão de cisalhamento durante o processo de extrusão, mas que podem recuperar rapidamente o seu estado de gel após a bioimpressão, evitando assim o colapso da estrutura. No entanto, a estabilidade a longo prazo das construções de tecido bioimpresso depende normalmente de um mecanismo secundário de reticulação para estabilizar ainda mais as estruturas bioimpressas.

Existem dois mecanismos gerais de reticulação: i) reticulação física através de interações não covalentes, tais como transições sol-gel induzidas termicamente ou interações iónicas, e ii) reticulação química através da formação de novas ligações covalentes. Por exemplo, é bem conhecido que as soluções de alginato podem ser rapidamente reticuladas na presença de iões Ca^{2+} para formar um hidrogel físico sólido. Outros sistemas, como os hidrogéis de gelatina metacriloil (GelMA), podem ser fotocruzados para formar redes poliméricas 3D permanentes na presença de um fotoiniciador após exposição à luz. Os géis de reticulação física são normalmente instáveis durante um longo período de tempo e estão sujeitos a dissolução, podendo funcionar eficazmente como modelos fugitivos quando apenas é necessária estabilidade temporal, como no caso do fabrico de construções bioimpressas sacrificiais como os sistemas de vasculatura. Em contrapartida, os géis quimicamente reticulados possuem uma melhor estabilidade a longo prazo e são adequados para a bioimpressão construtiva para funcionar como ECM biomimética.

Até à data, foi demonstrado que os hidrogéis à base de biopolímeros naturais, como o alginato, a gelatina, o colagénio, a fibrina, o ácido hialurónico, o quitosano e a agarose, bem como muitos polímeros sintéticos, como o poli (etilenoglicol) (PEG) e os plurónicos, preenchem alguns requisitos essenciais para serem utilizados como biotintas. Estas bioligações podem não só fornecer a base como suportes de sacrifício/construtivos, mas também manter a viabilidade e promover a atividade de células vivas bioimpressas.

Recentemente, a matriz extracelular descelularizada (dECM), uma classe de biomateriais compósitos de origem natural, tem atraído uma atenção crescente para a sua utilização como biotintas (**Figura 2A**). Uma vantagem única das bio-ligações dECM reside na capacidade de aplicar materiais do mesmo tecido de interesse no processo de bioimpressão, que promete apresentar-se bem combinado. Para tal, pode obter-se uma taxa de cisalhamento optimizada para a dispensa de cada tipo de célula, ajustando cuidadosamente a taxa de extrusão do bioink a uma velocidade de bioimpressão equilibrada para garantir uma elevada viabilidade celular e funções celulares inalteradas para apoiar a formação de tecidos. A tensão de cisalhamento que as células sofrem durante o processo de bioimpressão também pode ser ajustada alterando a viscosidade do bioink. Embora a maioria das tecnologias actuais se concentre na bioimpressão de um único tipo de célula, a necessidade de deposição simultânea de vários tipos de células para imitar o cenário *in vivo* tem sido cada vez mais reconhecida. Além disso, as células podem ser encapsuladas como células dispersas individualmente ou como agregados de células (por exemplo, esferóides). complexidade composicional Embora a bioimpressão de célula única permita uma maior flexibilidade no fabrico de tecidos a escalas mais pequenas e exija menos esforços na preparação de biotintas, as vantagens relacionadas com a bioimpressão de esferóides incluem a redução do tempo para produzir tecidos maiores e uma viabilidade celular muito mais elevada devido à proteção das células no interior dos esferóides contra a tensão de cisalhamento.

Bioimpressão da vasculatura: das vias rápidas aos becos do corpo

As células incorporadas em qualquer construção de tecido requerem uma nutrição e um fornecimento de oxigénio óptimos, bem como a remoção dos resíduos produzidos, para manter a viabilidade e a funcionalidade. A difusão de factores de crescimento e de outras biomoléculas de sinalização é também

de importância crítica para dirigir os comportamentos celulares. Os grandes tecidos e órgãos estão integrados em vasculaturas complexas *in vivo* que fornecem o fluxo sanguíneo necessário para manter todos os fornecimentos e funcionalidades necessários. Por conseguinte, a introdução de estruturas semelhantes a vasos é um pré-requisito para o êxito da engenharia de tecidos funcionais adequados à regeneração, bem como para a construção de modelos *in vitro* destinados a compreender as causas subjacentes das doenças e a selecionar compostos farmacêuticos. As artérias e veias nativas apresentam uma estrutura com várias camadas, em que o fluxo sanguíneo no lúmen é rodeado por três camadas de componentes e tipos de células distintos. A camada mais interna é denominada "túnica íntima", que é formada por células endoteliais; a camada intermédia "túnica média" e a camada mais externa "túnica externa" são compostas por células musculares lisas apoiadas por tecidos conjuntivos de fibras elásticas e colagénicas, respetivamente (**Figura 3A**). De um ponto de vista funcional, contudo, os vasos *in vitro* devem possuir pelo menos lúmenes ocos, idealmente cobertos por uma ou mais camadas de endotélio e pericitos não danificados.
Recentemente, foram desenvolvidas várias abordagens para recriar a vasculatura *in vitro*. Embora tenham sido dedicados grandes esforços à compreensão dos factores que promovem a vascularização (ou seja, factores de crescimento angiogénico), continua a ser um grande desafio induzir a formação de vasos com a organização desejada.

Uma solução promissora consiste em criar construções de tecidos com uma microarquitectura pré-definida (como microcanais interligados) que imitem a vasculatura e apoiem as células estromais circundantes para que estas sobrevivam e funcionem. Para atingir este objetivo, foram exploradas técnicas de bioimpressão 3D, que garantem um controlo preciso da disposição espacial das células vasculares na matriz.

Foram comunicadas estruturas tubulares semelhantes a vasos sem andaimes como potenciais substitutos de vasos através de técnicas de bioimpressão direta em 3D. Por exemplo, Ozbolat et al. utilizaram soluções de alginato como bioink, que podiam ser fisicamente reticuladas por soluções de $CaCl_2$. As duas soluções foram aplicadas utilizando uma agulha coaxial personalizada para obter ligações cruzadas in situ após a deposição das biotintas para formar estruturas semelhantes a lúmenes de vasos. Num estudo sucessivo, demonstraram ainda a capacidade da rede bioimpressa para fornecer nutrientes às células encapsuladas na matriz circundante. Koc et al. demonstraram que a bioimpressão de estruturas macrovasculares sem andaimes, inspirada no doente, é uma forma significativa. Os dados de MRI/CT da aorta humana foram segmentados e convertidos num modelo CAD para a bioimpressora. A impressão camada a camada de agregados cilíndricos de hidrogéis carregados de células numa estrutura de suporte consistiu no cruzamento de hastes verticais e horizontais, como ilustrado na **Figura 3B**.

Embora a bioimpressão direta de macrovasos represente um avanço na geração de vasos sanguíneos a escalas maiores, o fabrico de vasos ocos no interior de construções de tecidos carregados de células é tipicamente mais complexo e requer metodologias totalmente diferentes baseadas na bioimpressão sacrificial.

Uma estratégia comum para bioimprimir sacrificialmente um tecido vascularizado envolve geralmente três passos: i) bioimpressão de uma rede de fibras sólidas embebidas numa matriz de hidrogel que encapsula células estromais; ii) remoção selectiva das fibras para formar canais perfusíveis; e iii) sementeira de células endoteliais no interior dos canais para construir vasos funcionais. Estas técnicas de fabrico de matrizes perfusíveis são também referidas como bioimpressão indireta, uma vez que requerem a impressão de modelos sacrificiais nas matrizes que são subsequentemente removidos para revelar as estruturas de canais ocos.

Quando se aplica agarose, um polissacárido de origem natural, como modelo de sacrifício para bioimprimir vasos ocos em construções de hidrogel. As soluções de agarose (>2 wt.%) formaram um gel sólido abaixo dos 32 °C para funcionar como um bioink fugitivo que poderia ser removido mais tarde. Um precursor de hidrogel carregado de células (células musculares lisas e fibroblastos em soluções de GelMA ou diacrilato de polietilenoglicol [PEGDA] a 5-20% em peso) foi então vertido à volta das fibras de agarose modeladas e fotocrosslinkado para formar a matriz. Depois de estabilizar a construção, as fibras de agarose puderam ser removidas sob vácuo suave para obter canais ocos com diâmetros até 100 μm (**Figura 3C**). A presença destes canais melhorou significativamente a viabilidade das células estromais circundantes na construção, devido ao aumento do fornecimento de nutrientes e oxigénio. Significativamente, os microcanais bioimpressos podem ainda ser revestidos com uma camada de endotélio para recapitular a função biológica da microvasculatura (**Figura 3Ciii**).

Há muito que se sabe que as soluções de gelatina solidificam a temperaturas mais baixas, mas liquefazem a cerca de 37 °C, o que permite a fácil remoção de modelos sacrificiais à base de gelatina. Tirando partido desta propriedade única da gelatina, foram criados canais vasculares em 3D dentro de uma matriz de colagénio I. É interessante notar que, devido à excelente biocompatibilidade da gelatina, as células endoteliais podem ser diretamente encapsuladas no bioink de gelatina durante o processo de bioimpressão. O bioink de gelatina difundiu-se para o meio circundante a partir dos canais ao longo da cultura a 37 °C numa incubadora. Após a liquefação do modelo de gelatina, as células endoteliais foram libertadas das fibras de gelatina e puderam migrar para a interface entre o bioink liquefeito e a superfície dos canais, onde se fixaram e acabaram por formar uma camada confluente de endotélio.

Após a reticulação da matriz, a rede de hidratos de carbono dissolveu-se simplesmente no meio de cultura (**Figura 3Ei-ii**). As fibras de vidro que compõem a rede foram cobertas por uma fina camada de PLGA para evitar danos nos canais formados devido ao fluxo perfundido. Observou-se ainda que os microcanais endotelizados eram altamente biomiméticos, onde as células endoteliais revestidas podiam brotar na matriz circundante para formar neovasos com estruturas de lúmen (**Figura 3Eiii**).

Forjar o coração

O coração é o primeiro órgão funcional formado durante o desenvolvimento embrionário, quando as células são confinadas a diferentes camadas devido a afinidades diferenciais. As células da camada germinativa da mesoderme embrionária formam então os vasos sanguíneos, as células sanguíneas, bem como o coração (**Figura 4A**). Após a gastrulação, a camada de células da mesoderme embrionária desenvolve-se em mesotélio, endotélio e miocárdio. Foram desenvolvidas várias técnicas para melhorar a funcionalidade dos tecidos cardíacos artificiais. Para além das abordagens convencionais de engenharia de tecidos, a bioimpressão 3D demonstrou recentemente ser uma alternativa promissora para produzir tecidos cardíacos funcionais e, em particular, as válvulas cardíacas. A válvula aórtica tem uma conformação semilunar com três componentes principais. As opções convencionais para o tratamento de válvulas disfuncionais causadas por estenose ou regurgitação, tais como medicação, reparação cirúrgica e valvotomia percutânea por balão, têm mostrado eficácia limitada. A substituição da válvula cardíaca continua a ser um procedimento importante para corrigir os sintomas.

Foram concebidos hidrogéis bioimpressos para válvulas de triângulo que regulam o comportamento das células intersticiais vasculares aórticas humanas encapsuladas (HAVICs). Neste estudo, as geometrias da válvula trileaflet foram concebidas pelo Solidworks (**Figura 4Bi**). As propriedades do hidrogel híbrido foram variadas através da alteração das concentrações das duas composições: ácido hialurónico metacrilado (MeHA) e GelMA. A formulação optimizada do hidrogel foi misturada com HAVICs e utilizada como bioink para imprimir o conduto da válvula cardíaca. Após 7 dias em cultura estática, o conduto valvular bioimpresso mostrou uma estrutura bem conservada, alta viabilidade das células encapsuladas (>90%), bem como potenciais promissores de remodelação.Outro estudo do mesmo grupo bioimprimiu com sucesso um conduto valvular aórtico com encapsulamento direto de células musculares lisas sinusais (SMC) na raiz da válvula e HAVIC no folheto (**Figura 4Bii**) 96. O modelo 3D da válvula aórtica foi obtido por micro-CT nas válvulas aórticas porcinas recém-colhidas. O ensaio Live/Dead após 7 dias das células encapsuladas em hidrogéis de alginato/gelatina revelou uma viabilidade de 83,2% e 81,4% para as HAVIC e as SMC, respetivamente. Para além disso, a diminuição da circularidade celular sugeriu uma elevada dispersão das células em

liquefeito a uma temperatura elevada para libertar as estruturas bioimpressas. Utilizando esta nova abordagem de bioimpressão 3D, os autores demonstraram a capacidade de recapitular as estruturas trabeculares complexas de um coração inteiro através de modelação CAD (**Figura 4D**).

Construção do fígado

O fígado tem uma grande capacidade de regeneração, mesmo com grandes danos. Nos últimos anos, foram utilizadas várias técnicas para fabricar tecidos hepáticos biomiméticos, começando pela cultura 2D de células parenquimatosas que mostraram uma diferenciação bem sucedida. No entanto, com estas técnicas simples, não foi possível obter um microambiente suficiente para as interações entre as células e os ECMs, pelo que a taxa de sobrevivência das células foi limitada. Outras investigações no terreno sugeriram que a adesão intercelular é importante, levando ao desenvolvimento de várias técnicas para construir tecidos hepáticos volumétricos. Recentemente, foram também adoptadas técnicas de bioimpressão 3D para fabricar microestruturas semelhantes às do fígado. Por exemplo, estudos exploraram a possibilidade de bioimpressão 3D de células de hepatoma e hepatócitos utilizando uma variedade de hidrogéis como MeHA, PEG, gelatina e alginato em diferentes combinações. Em particular, a OrganovoTM, uma das primeiras empresas de bioimpressão, conseguiu obter com êxito construções de fígado vascularizado em 3D com elevada viabilidade celular e zonação fiável através da bioimpressão de hepatócitos de alta densidade, células endoteliais e células estreladas hepáticas numa arquitetura que imita os lóbulos hepáticos nativos (**Figura 5B-D**). Em alternativa, foram utilizados esferóides hepáticos na bioimpressão para substituir hepatócitos individuais. A utilização de esferóides de fígado pode proteger as células dos efeitos negativos exercidos pela tensão de cisalhamento durante o processo de impressão e recapitular as interações volumétricas célula-célula. Os esferóides hepáticos bioimpressos embebidos em hidrogel GelMA apresentaram uma funcionalidade a longo prazo durante 30 dias, como revelado pela sua secreção estável de biomarcadores hepáticos, incluindo albumina, ceruloplasmina, alfa-1 antitripsina (A1AT) e transferrina.

Construção da cartilagem

As cartilagens ou tecidos cartilagíneos referem-se aos tecidos conjuntivos amplamente existentes in vivo, constituindo os principais componentes das articulações entre ossos, orelhas e nariz. Ao contrário de muitos outros tecidos, os tecidos cartilaginosos caracterizam-se por serem estruturas avasculares e aneurais que contêm uma densidade relativamente baixa de células, o que limita a capacidade das cartilagens para reparar espontaneamente os defeitos. A engenharia de tecidos de cartilagem tem como objetivo melhorar a regeneração através do fabrico de construções de cartilagem carregadas de células para implantação. Para tal, a bioimpressão 3D oferece a capacidade inigualável de depositar biotintas e células com um controlo espacial preciso, que imita a heterogeneidade estrutural e composicional dos tecidos de cartilagem nativos.

Uma vez que os condrócitos são o principal tipo de células presentes nas cartilagens, os esforços para a bioimpressão de tecidos de cartilagem em 3D aplicam geralmente vários modelos de biotintas para encapsular os condrócitos e recriar as formas desejadas, desde formas simples em grelha até tecidos cartilaginosos complexos, como orelhas e narizes.

À semelhança do que acontece com a bioimpressão de outros órgãos, um dos principais desafios na bioimpressão de tecidos de cartilagem em 3D consiste em encontrar formulações de bioink adequadas com elevada biocompatibilidade e capacidade de impressão. Por exemplo, embora se saiba que os hidrogéis GelMA suportam o encapsulamento de condrócitos, as soluções de pré-polímero possuem normalmente uma baixa viscosidade que impede a fidelidade das estruturas impressas. Para resolver este problema, Malda et al. relataram a utilização de compósitos de GelMA/ácido hialurónico (HA) como biotintas para imprimir construções de cartilagem. A adição de HA ao pré-polímero GelMA aumenta significativamente a viscosidade da mistura resultante, permitindo assim a extrusão direta de filamentos contínuos de hidrogel que se podem fundir em estruturas semelhantes a grelhas.

Recentemente, Zenobi-Wong et al. relataram o sucesso da bioimpressão 3D de estruturas cartilaginosas complexas utilizando biotintas baseadas em materiais compatíveis com a FDA: gelano, alginato e um produto comercial Biocartilage feito de partículas de ECM de cartilagem. A biotinta composta mostrou uma excelente biocompatibilidade e propriedades reológicas optimizadas, incluindo afinamento por cisalhamento e recuperação por cisalhamento. Foram demonstradas várias estruturas anatomicamente relevantes com formas auriculares, nasais e meniscais. A introdução de Biocartilage promoveu a proliferação de condrócitos durante a cultura in vitro, o que também sugeriu a versatilidade deste método para imprimir construções específicas de tecidos utilizando diferentes componentes ECM. McAlpine et al. demonstraram que o entrelaçamento das construções 3D bioimpressas carregadas de células com dispositivos electrónicos permitiu o fabrico de ouvidos artificiais biónicos que não só imitavam anatomicamente os ouvidos, como também eram capazes de captar sinais auditivos. Os hidrogéis carregados de células foram bioimpressos para formar a parte estrutural do ouvido biónico, que foi integrado com um elétrodo em forma de cóclea e um fio de leitura composto por polímeros de silicone infundidos com nanopartículas de prata. Este estudo sugere possíveis estratégias para fundir funcionalidades biológicas e electrónicas através de bioimpressão 3D sofisticada em conjunto com tecnologia de fabrico.

VANTAGENS E DESAFIOS

A maioria dos sistemas na categoria de impressão 3D caracteriza-se pelo seu método de construção de uma peça camada por camada.

Existem, nomeadamente, algumas diferenças entre sistemas individuais, existindo atualmente 10 tipos de impressão 3D. No entanto, as principais diferenças entre estes e os processos industriais mais típicos podem ser divididas em categorias:

- **A velocidade** define a rapidez com que uma determinada peça pode ser fabricada desde a conceção até ao acabamento.
- **O custo** é o montante médio de financiamento necessário para criar uma única peça.
- **A qualidade** é uma medida realista do grau de perfeição e precisão com que uma peça pode ser fabricada.
- **A consistência** é o grau de semelhança entre peças "idênticas" em diferentes ciclos de fabrico.
- **A flexibilidade** define a facilidade com que um design pode ser personalizado ou modificado durante o fabrico
- **A acessibilidade** é uma medida aproximada da facilidade com que uma pessoa ou empresa pode obter os meios para criar uma peça ou produto.
- **A sustentabilidade** é uma medida aproximada da quantidade de resíduos gerados pelo fabrico de uma única peça e da facilidade com que a peça pode ser reciclada em comparação com outros processos.

VELOCIDADE

Uma das maiores vantagens da impressão 3D resume-se em duas palavras: **Prototipagem rápida**.

A prototipagem rápida é essencialmente a capacidade de conceber, fabricar e testar uma peça personalizada no menor tempo possível e, em seguida, ser capaz de modificar facilmente o design sem afetar negativamente a velocidade do processo de fabrico.

Antes de a impressão 3D existir como um processo de fabrico corrente, um protótipo demorava semanas a ser fabricado. Sempre que era feita uma alteração, passavam-se mais algumas semanas até que o design modificado pudesse ser fabricado. Se acrescentarmos os tempos de expedição, pode facilmente demorar um ano a desenvolver um produto do início ao fim.

Com o advento das impressoras 3D de secretária, os criadores, os amadores e os entusiastas podem agora criar quase tudo. Podem ser tão criativos quanto desejarem, sem a necessidade de armazéns cheios de maquinaria. Estão também livres dos enormes prazos de entrega associados à externalização de trabalhos de fabrico complexos. Para estes utilizadores da impressão 3D, a prototipagem rápida assume um significado totalmente novo: estão livres das restrições de encomendas mínimas, podem personalizar tudo o que criam com facilidade e podem partilhar ou vender os seus designs únicos a outros que também tenham uma impressora 3D, a partir de casa ou da oficina.

Isto não quer dizer que não existam limitações da impressão 3D no que diz respeito à velocidade. Por natureza, o processo camada a camada tem um tempo fixo por peça, o que significa que um único componente demorará sempre exatamente o mesmo tempo a criar que o anterior. Com sistemas como a moldagem por injeção, após o investimento inicial de tempo necessário para criar as ferramentas e moldes adequados, o sistema pode ser automatizado e a peça ser rapidamente fabricada em massa. Isto diminui significativamente o tempo necessário por peça.

Assim, para pequenas séries de produção e prototipagem, a impressão 3D é uma das melhores opções no que diz respeito à velocidade. No entanto, para a produção de um produto acabado numa escala de fabrico em massa, os sistemas de fabrico tradicionais continuam a superar a impressão 3D por um longo período.

CUSTO

É aqui que as coisas se tornam algo interessantes. Tal como referido na secção anterior, a impressão 3D demora muito menos tempo a fabricar um componente único ou um protótipo. No entanto, os métodos tradicionais de fabrico são capazes de acelerar a produção em massa de uma peça acabada. Será que o mesmo acontece quando se olha para o equilíbrio dos custos? Para tiragens muito pequenas, a impressão 3D é mais barata, uma vez que serão necessárias apenas uma ou duas máquinas (dependendo do sistema) para fabricar uma peça a partir de um determinado material. Há também muito menos desperdício de material, uma vez que a peça está a ser construída a partir do zero, e não esculpida de cima para baixo como em alguns processos, e não requer ferramentas adicionais. Como tal, o custo por peça de uma impressora 3D é fixo para qualquer peça.

No entanto, um processo tradicional utilizado para o fabrico em massa de uma peça utilizará menos energia e menos tempo para criar um grande número de peças. Após o custo inicial da criação das ferramentas necessárias, o custo de uma peça não é frequentemente muito superior ao do material utilizado para a criar. A dada altura, isto combinado com a velocidade de um processo de fabrico tradicional irá contrabalançar o investimento inicial em maquinaria e tornar-se-á menos dispendioso do que manter um sistema de impressão 3D para produzir a mesma peça.

O ponto em que o custo de funcionamento e manutenção de uma impressora 3D se cruza com o custo de manutenção e utilização da sua concorrência industrializada varia consoante as peças que estão a ser criadas. Este ponto é designado por "breakeven", após o qual um método tradicional se torna mais barato por unidade de peça do que a impressão 3D. Numa análise efectuada pela Xometry, este ponto de equilíbrio pode ser encontrado no intervalo de primeiras 150 unidades fabricadas, ao comparar os serviços de impressão 3D SLS com a moldagem por injeção para uma simples peça de teste.

QUALIDADE

Provavelmente, a maior limitação da impressão 3D é a qualidade da peça final. Devido à forma como cada camada sucessiva é depositada sobre a anterior nos métodos típicos de impressão 3D, uma fraqueza inerente é literalmente incorporada no design. É claro que existem formas de contornar esta fraqueza, por exemplo, mantendo certas caraterísticas paralelas à base de impressão, mas isto pode ser problemático para aqueles que tentam criar peças de alta qualidade para utilizações industriais.

Para alguns sistemas, outra desvantagem da estratificação são as inevitáveis linhas de camadas produzidas numa peça, o que pode prejudicar significativamente o aspeto visual de um produto. Mais uma vez, existem formas de terminar as peças impressas em 3D para tornar estas camadas invisíveis, mas isto requer tempo e esforço extra em comparação com os produtos fabricados por outros meios.

A forma mais fácil de contornar estes problemas é imprimir utilizando sistemas baseados em laser com resoluções extremamente elevadas. No entanto, isto significa que as peças demorarão muito mais tempo a fabricar (lembre-se do tempo fixo por peça caraterístico da impressão 3D) e, dependendo do material, podem ainda necessitar de tratamento adicional para atingirem a sua força total. Além disso, estes sistemas baseados em laser são bastante dispendiosos de adquirir e utilizar, o que os torna mais adequados para empresas já industrializadas e grandes empresas.

CONSISTÊNCIA

Embora possa ser considerada uma extensão da qualidade das peças, decidimos que a consistência deve ser considerada um tópico próprio, uma vez que não equivale necessariamente a qualidade.

Num processo de fabrico tradicional, por exemplo, moldagem por injeção, há uma percentagem de um determinado lote de peças que pode ser um pouco defeituosa ou inconsistente em termos de qualidade em comparação com o resto das peças. Devido aos enormes avanços na tecnologia de fabrico industrial, estas peças constituem apenas uma percentagem muito pequena do número total de peças produzidas por unidade de tempo.

Com a impressão 3D, o processo é um pouco mais complexo. Devido ao facto de as peças serem impressas em sucessão, cada impressão individual pode ser monitorizada e os erros detectados em tempo real, reduzindo o número total de peças com falhas e o desperdício de materiais. No entanto, podem ocorrer pequenas inconsistências devido a pequenas alterações na qualidade do material e no ambiente. Para que um lote de peças para serem completamente consistentes, as máquinas devem ser mantidas muito bem afinadas e num ambiente controlado.

FLEXIBILIDADE

Outra vantagem da impressão 3D é a capacidade de uma determinada impressora criar praticamente tudo o que possa caber no seu volume de construção.

Em qualquer outro processo de fabrico (para além da fresagem), cada nova peça ou alteração no design da peça requer o fabrico de uma nova ferramenta, molde, matriz ou gabarito para que a nova peça seja criada. Com a impressão 3D, o desenho pode ser introduzido num software de corte, adicionados os suportes necessários e depois impresso com pouca ou nenhuma alteração na maquinaria ou no equipamento físico. Outra vantagem célebre da impressão

3D é a capacidade de criar geometrias "impossíveis" que não podiam ser fabricadas anteriormente como peça única ou de todo.

Tais coisas incluem:

- cavidades ocas em peças maciças
- partes dentro de partes
- mecanismos de impressão no local

Mesmo as coisas que qualquer entusiasta da impressão 3D consideraria como um dado adquirido, como os padrões de preenchimento ocos, são geralmente demasiado complexos para os métodos tradicionais de fabrico e, como tal, são exclusivos da impressão 3D. Isto também se aplica à capacidade de incluir vários materiais num único objeto, o que permite misturar e combinar uma infinidade de cores, texturas e propriedades mecânicas diferentes.

Outra das muitas vantagens da impressão 3D é a capacidade de qualquer utilizador, mesmo aqueles com pouca experiência em CAD, editar os desenhos a seu gosto, criando peças novas únicas e completamente personalizadas. Para as empresas, isto significa que existe agora a opção de permitir que cada cliente personalize um produto de acordo com o seu gosto pessoal, uma tendência crescente nos mercados modernos. Significa também que um determinado desenho pode ser fabricado numa vasta gama de materiais diferentes.

ACESSIBILIDADE

Como vimos durante a nossa análise da Consistência, a acessibilidade dos sistemas de impressão 3D varia consoante a qualidade e a capacidade do sistema.

Embora uma impressora 3D FDM possa ser adquirida por apenas 100 dólares, estas máquinas destinam-se sobretudo a consumidores individuais e a amadores. As máquinas e os sistemas destinados a utilizadores profissionais começam em cerca de 1.000 dólares e aumentam a partir daí.

Embora pareça que isto deveria fazer parte da secção Custo, o que estou realmente a analisar é a facilidade com que uma pessoa, profissional ou empresa pode adquirir uma configuração completa de impressão 3D. Para comparação, uma configuração completa de moldagem por injeção pode custar cerca de 50.000 dólares ou mais, sem contar com o preço de instalação ou as ferramentas adicionais necessárias para criar os próprios moldes.
Assim, embora ainda não sejam baratos, os sistemas de impressão 3D podem ser muito mais facilmente obtidos e utilizados por um leque muito mais vasto de pessoas do que as configurações de fabrico mais tradicionais. Além disso, a impressão 3D é quase completamente automatizada por defeito e requer pouco ou nenhum pessoal adicional para operar, supervisionar e manter a máquina. Isto torna a impressão 3D muito mais acessível do que outros sistemas de fabrico a longo prazo.

SUSTENTABILIDADE

A facilidade de acesso acima mencionada também tem outra implicação. Partindo do princípio de que uma pessoa ou empresa obteve uma impressora 3D, há menos peças que necessitam de ser fabricadas no exterior. Isto significa que há um menor impacto ambiental criado pelo envio de produtos para todo o mundo, para além de não ser necessário o funcionamento e a manutenção de uma fábrica externa.

Além disso, como mencionado na secção Custos, a impressão 3D cria muito menos resíduos para uma única peça. Combinada com a natureza geralmente reciclável dos materiais utilizados na impressão 3D, torna-se claro que a impressão 3D tem uma grande vantagem em termos de sustentabilidade imediata.

No entanto, à semelhança das fábricas, as impressoras 3D continuam a precisar de energia para funcionar e de materiais para construir. Como se viu na secção Velocidade, há um ponto em que a impressão 3D é ultrapassada

pelas suas contrapartes industriais. Isto significa que, com o tempo, a energia necessária para fazer funcionar uma impressora e a necessidade de refinar ou reciclar materiais para um formato imprimível compensarão a sustentabilidade imediata
de uma impressora 3D.

Em termos simples, até que as fontes de energia renováveis e o processamento de materiais "mais ecológicos" se tornem mais comuns, um método tradicional de fabrico pode ainda ser mais sustentável a longo prazo quando se fabrica em massa um determinado número de produtos.

VANTAGENS	DESAFIOS
Pequenos lotes de produtos personalizados são economicamente atractivos em relação aos métodos tradicionais de produção em massa A produção direta a partir de modelos CAD 3D significa que não são necessárias ferramentas e moldes, pelo que não existem custos de substituição Os desenhos sob a forma de ficheiros digitais podem ser facilmente partilhados, facilitando a modificação e a personalização de componentes e produtos	Custo e rapidez de produção Mudar a forma como os designers pensam e abordam a utilização do fabrico aditivo Eliminar a perceção de que a AM se destina apenas à prototipagem rápida e não ao fabrico direto de componentes e produtos Desenvolvimento e normalização de novos materiais Validação das propriedades mecânicas e térmicas dos

A natureza aditiva do processo permite poupanças de material, assim como a capacidade de reutilizar os resíduos (ou seja, pó, resina) não utilizados durante o fabrico (estimada em 95e98% de reciclabilidade para os pós metálicos)	materiais existentes e das tecnologias AM Desenvolvimento de sistemas multi-materiais e multi-cores
Estruturas novas e complexas, tais como estruturas fechadas de forma livre e canais e redes são possíveis	Automatização de sistemas AM e planeamento de processos para melhorar a eficiência do fabrico
As peças finais têm uma porosidade muito baixa	O pós-processamento é frequentemente necessário. Isto pode dever-se ao efeito de degrau que resulta da colocação progressiva de uma camada sobre outra, ou ao facto de serem necessárias camadas de acabamento
A produção por encomenda reduz o risco de inventário, sem produtos acabados não vendidos, melhorando também o fluxo de receitas, uma vez que as mercadorias são pagas antes de serem fabricadas	Os materiais da estrutura de suporte não podem ser reciclados, pelo que têm de ser minimizados através de uma boa orientação da construção
A distribuição permite a interação direta entre o consumidor/cliente local e o produtor	Questões de propriedade intelectual, nomeadamente em matéria de direitos de autor

	Défice de designers e engenheiros especializados em fabrico aditivo Colaboração não linear e localizada, com funções e responsabilidades mal definidas

CONCLUSÃO

A forma como os dentes, o nácar e outros materiais biológicos altamente mineralizados apresentam um desempenho físico tão excecional, apesar da fragilidade das suas partes constituintes individuais, é uma questão fascinante. Uma análise aprofundada da nano e microarquitectura destes materiais, incluindo a forma como se comportam e como falham, revela regras de resistência "universais", que devem ser reproduzidas em novos materiais dentários sintéticos "bio-inspirados". Qualquer abordagem deste tipo será possibilitada por desenvolvimentos de ponta em tecnologias de fabrico aditivo que podem abrir novas vias para melhorar as propriedades de materiais de substituição semelhantes aos dentes, como resinas compostas e cerâmicas. As tecnologias de impressão 3D também parecem muito prometedoras para a regeneração dos tecidos dentários.

A impressão 3D tem a capacidade de revolucionar a medicina dentária. As diferentes tecnologias têm sido aplicadas para uma variedade de fins no campo da medicina dentária. Atualmente, o foco principal é o planeamento cirúrgico e a produção indireta de implantes ou alinhadores ortodônticos através da impressão dos moldes para estes objectos. Além disso, a impressão 3D é utilizada para criar suportes de engenharia de tecidos personalizados para utilização em cirurgia oral. As abordagens experimentais incluem a aplicação da impressão 3D para a produção de estruturas que servem de suporte para factores de crescimento ou outras moléculas bioactivas, bem como para células. No entanto, os resultados de estudos anteriores mostram que a impressão 3D tem muitas vantagens, seja no fabrico de talas de fixação em cirurgia oral ou em moldes de ortóteses ortodônticas. Uma vez que o objeto de impressão é produzido de acordo com a imagem do paciente, a impressão pode ser adaptada para se ajustar de forma ideal às condições anatómicas e, assim, a precisão dos alinhadores ou implantes pode ser melhorada.

Ao selecionar o sistema de impressão adequado, é necessário ter em conta a disponibilidade do material, as propriedades médicas do material, o tempo necessário e a resolução pretendida do objeto impresso. O problema que requer mais investigação é a limitação da gama de materiais disponíveis, em particular quando se vai para além dos polímeros canónicos, bem como a melhoria da velocidade de impressão e dos requisitos de pós-processamento. Os materiais utilizados devem cumprir os requisitos dentários e técnicos e as normas de biocompatibilidade. Por conseguinte, é de grande interesse estabelecer novos materiais imprimíveis para a medicina dentária que cumpram estes requisitos, uma vez que a expansão da gama de materiais também abre novas possibilidades para aplicações clínicas de impressão 3D na medicina dentária.

A impressão 3D tem um elevado potencial para a educação, tal como testemunhado acima, em todas as principais disciplinas da medicina dentária. Dá ao cirurgião uma melhor perceção subjectiva do osso e dos dentes, em comparação com os modelos estereotipados de tipodontes ou acrílicos. Com o avanço dos materiais e da tecnologia e a flexibilidade para manipular as caraterísticas físicas dos materiais fabricados aditivamente, os formandos têm a oportunidade de desenvolver uma melhor capacidade operatória e proprioceptiva. De um modo geral, as tecnologias baseadas na impressão 3D têm um enorme potencial para transformar a investigação, a metodologia de tratamento e as correntes educativas da medicina dentária, melhorando os cuidados de saúde oral.

A introdução da medicina dentária digital não só tornou os procedimentos menos morosos, como também simplificou a abordagem para proporcionar uma melhor qualidade de vida aos pacientes. Embora os procedimentos iniciais

Embora o investimento seja elevado e exija formação para a sua utilização, ajuda a reduzir o tempo de tratamento efetivo dos doentes. A tecnologia digital beneficia o doente ao prestar-lhe cuidados a partir de qualquer parte do mundo, permitindo o intercâmbio de informações e melhorando assim os cuidados de saúde no seu conjunto. Combina o tratamento dentário e médico dos doentes, aumentando a satisfação geral dos doentes e a sua esperança de vida. A impressão 3D proporciona uma melhor ferramenta educacional na maioria dos procedimentos dentários, não só para os profissionais, mas também para os estudantes de medicina dentária. Tem um grande potencial para novas modalidades de investigação e tratamento. Embora não seja um substituto para os métodos de tratamento convencionais, o futuro da medicina dentária passa pela sua capacidade de melhorar e desenvolver.

BIBLIOGRAFIA

1. Rengier F, Mehndiratta A, von Tengg-Kobligk H, Zechmann CM, Unterhinninghofen R, Kauczor H-U, et al. Impressão 3D baseada em dados de imagiologia: revisão das aplicações médicas. *Revista internacional de radiologia e cirurgia assistida por computador*. 2010;**5**: 335-341.
2. Silva DN, Gerhardt de Oliveira M, Meurer E, Meurer MI, Lopes da Silva JV, Santa-Bárbara A. Erro dimensional na sinterização selectiva a laser e impressão 3D de modelos para reconstrução da anatomia craniomaxilar. *Journal of cranio-maxillofacial surgery*. 2008;**36**: 443-449.
3. Giannatsis J, Dedoussis V. Tecnologias de fabrico aditivo aplicadas à medicina e aos cuidados de saúde: uma revisão. *The International Journal of Advanced Manufacturing Technology*. 2009;**40**: 116-127.
4. Hull CW. Método para a produção de objectos tridimensionais por estereolitografia. Google Patents, 1990.
5. Austin DoMETUoTa. Sinterização seletiva a laser, nascimento de uma indústria. 2013 May 30th, 2013 [cited1.19.14]; Disponível em: http://www.me.utexas.edu/news/2012/0712_sls_history.php
6. 3DSYSTEMS. Processo de impressão multijacto da 3D Systems. 2014 [citado 1.21.2014]; Disponível em: http://www.3dsystems.com/3d-media/3d-printing-process-mjm
7. 3DSYSTEMS. MultiJet Printing 2014 [citado 2014 1.29.14]; Disponível em: http://www.3dsystems.com/quickparts/prototyping-pre-production/multijet-printing-mjp
8. 3DSYSTEMS. Comparação de processos 3D. 2014 [citado 1.21.2014]; Disponível em: http://www.3dsystems.com/quickparts/prototyping-pre-production/process-comparison

9. S. Ford, M. Despeisse / Journal of Cleaner Production 137 (2016) 1573e1587
10. Sreenivasan, R., Goel, A., Bourell, D.L., 2010. Questões de sustentabilidade no fabrico aditivo baseado em laser. Phys. Procedia 5, 81e90.
11. Lepora NF, Verschure P, Prescott TJ. O estado da arte em biomimética. Bioinspir Biomim 2013;8:013001.
12. ISO 18458:2015 Biomimética - terminologia, conceitos e metodologia ISO 18458:2015-05 2015.
13. https://www.ada.org/en/about-the-ada/ada-history-andpresidents- of-the-ada/ada-history-of-dentistry-timeline
14. Cristine Z., *et al.* "Odontologia Digital - Aplicações da Impressão 3D". *Revista de Medicina Interdisciplinar* 2.10 (2017): 50-53.
15. Gunpreet Oberoi, *et al.* "Impressão 3D - Facetas da Medicina Dentária". *Fronteiras em Bioengenharia e Biotecnologia* 6 (2018): 172.
16. Burak Yilmaz, *et al.* "Utilização da tecnologia CAD-CAM para o fabrico de próteses completas: Uma técnica alternativa". *Journal of Prosthetic Dentistry* 118.2 (2017): 140-143.
17. Jheon A H., *et al.* "Rumo à ortodontia de precisão: uma mudança de paradigma em evolução no planeamento e na prestação de terapia ortodôntica personalizada". *Ortodontia e Pesquisa Craniofacial* (2017): *106-113.*
18. Dawood, *et al.* "Impressão 3D em medicina dentária". *British Dental Journal* 219 (2015): 11.
19. "As vantagens e desvantagens da impressão 3D". *Emmett Grames* (2019).
20. Tarika M A Kohli. "Impressão 3D em odontologia - uma visão geral". *Ata Scientific Dental Sciences* 3.6 (2019): 35-41.

21. Philipp Honigmann, *et al.* "Implantes cirúrgicos específicos do paciente feitos de PEEK impresso em 3D: Material, tecnologia e âmbito de aplicação cirúrgica". *BioMed Research International* (2018).
22. Dr. Pradnyav.Bansode" Impressão 3D: Um olhar sobre o futuro da endodontia" Quest Journals
Journal of Medical and Dental Science Research 6.2 (2019): 01-06
23. Nayar S, Bhuminathan S, Bhat WM. Prototipagem rápida e estereolitografia em medicina dentária. J Pharm Bioallied Sci. 2015;7:S216- S219.
24. Kruth JP, Vandenbroucke B, van Vaerenbergh J, Naert I. Fabrico digital de estruturas metálicas biocompatíveis para próteses dentárias complexas através de SLS/SLM. In: Da Silva Bartolo PJ: Modelação virtual e fabrico rápido. London/Taylor & Francis Group; 2005.
25. Jacob GS. Impressão 3D para educação e formação em Endodontia. Inside Dentistry. 2016; 12(1).
26. Torabi K, Farjood E, Hamedani S. Tecnologias de prototipagem rápida e suas aplicações em prótese dentária, uma revisão da literatura. *J Dent Shiraz Univ Med Sci* 2015; **16:** 1-9.
27. Chia H N, Wu B M. Avanços recentes na impressão 3D de biomateriais. *J Bio Eng* 2015; **9:** 4.
28. A história da impressão 3D: Tecnologias de impressão 3D desde os anos 80 até aos dias de hoje. Disponível em: https://www.sculpteo.com/blog/2016/12/14/the-historyof- 3d-printing-3d-printing-technologies-from-the-80s-to-today/
29. Heoa EY, Koa NR, Baea MS, et al. Novel 3D printed alginate-BFP1 hybrid scaffolds for enhanced bone regeneration. Jornal de Química Industrial e de Engenharia. 2017;45:61-67.
30. Miller JS. A construção de mil milhões de células: Será que a impressão tridimensional nos vai levar até lá? PLoS Biol. 2014; 12

31. Murphy SV, Atala A. 3d bioprinting of tissues and organs (bioimpressão 3D de tecidos e órgãos). Nat Biotechnol. 2014; 32:773-785. [PubMed: 25093879]

32. Hardin JO, Ober TJ, Valentine AD, Lewis JA. Cabeças de impressão microfluídicas para impressão 3D multimaterial de tintas viscoelásticas. Adv Mater. 2015; 27:3279-3284. [PubMed: 25885762]

33. Kucukgul C, Ozler B, Karakas HE, Gozuacik D, Koc B. Bioimpressão híbrida 3d de estruturas macrovasculares. Procedia Eng. 2013; 59:183-192.

34. Duan B, Kapetanovic E, Hockaday LA, Butcher JT. Condutas tridimensionais impressas de válvulas trileaflet utilizando hidrogéis biológicos e células intersticiais de válvulas humanas. Ata Biomater. 2014; 10:1836-1846. [PubMed: 24334142]

35. Connert T, Zehnder MS, Amato M, Weiger R, Keuhl S, Krastl G. Endodontia microguiada: um método para alcançar a preparação da cavidade de acesso minimamente invasiva e a localização do canal radicular em incisivos mandibulares usando uma nova técnica guiada por computador. Revista Internacional de Endodontia, 51, 247-255, 2018

36. Krastl G, Zehnder MS, Connert T, Weiger R, Kuhl S (2016) Endodontia guiada: uma nova abordagem de tratamento para dentes com calcificação do canal pulpar e patologia apical. Dental Traumatology 32, 240-6.

37. Alghazzawi TF (2016) Avanços na tecnologia CAD/CAM: opções para a implementação prática. Jornal de Investigação em Dentisteria 60, 72-84.

38. Cousley RRJ, Gibbons A, Nayler J (2017) Um análogo cirúrgico impresso em 3D para reduzir o trauma do dente do dador durante o auto-transplante. Journal of Orthodontics 44, 287-93.

39. Vandekar M, Fadia D, Vaid NR, Doshi V (2015) Prototipagem rápida como um complemento para o auto-transplante de dentes impactados na zona estética. Journal of Clinical Orthodontics 49, 711-5.
40. Yahata Y, Masuda Y, Komabayashi T (2017) Comparação da capacidade de centralização apical entre o acesso incisal deslocado e o acesso lingual tradicional para dentes anteriores superiores. Australian Endodontic Journal 10, 1-6.
41. Treesh JC, Liacouras PC, Taft RM, Brooks D, Raiciulescu S, Ellert DO, Grant GT, Ye L. Precisão da arcada completa dos scanners intra-orais. J Prosthet Dent. 2018; doi.org/10.1016/j.prosdent.2018.01.005
42. Anderson J, Wealleans J, Ray J. Aplicações endodônticas da impressão 3D. Int Endod J. 2018; https://doi.org/10.1111/iej.12917.
43. Almela, T., Al-Sahaf, S., Brook, I. M., Khoshroo, K., Rasoulianboroujeni, M., Fahimipour, F., et al. (2018). Modelo de engenharia de tecido impresso em 3D para invasão óssea de câncer oral. Célula de Tecido 52, 71-77. doi: 10.1016/j.tice.2018.03.009
44. Chae,M. P., Rozen, W.M., McMenamin, P. G., Findlay, M.W., Spychal, R. T., e Hunter-Smith, D. J. (2015). Aplicações emergentes da impressão 3D à beira do leito em cirurgia plástica. Front. Surg. 2:25. doi: 10.3389/fsurg.2015.00025
45. Janji'c, K., Lilaj, B., Moritz, A., e Agis, H. (2018). Formação de esferóides por células de polpa dentária na presença de hipóxia e agentes miméticos de hipóxia. Int. Endod. J. 51(Suppl 2), e146-e156. doi: 10.1111/iej.12806
46. Schweiger, J., Beuer, F., Stimmelmayr, M., Edelhoff, D., Magne, P., e Güth, J. F. (2016). Impressão 3D histo-anatómica de estruturas dentárias. Br. Dent. J. 221, 555-560. doi: 10.1038/sj.bdj.2016.815

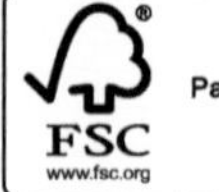

MIX
Papier aus verantwortungsvollen Quellen
Paper from responsible sources
FSC® C105338

Printed by Books on Demand GmbH, Norderstedt / Germany